U0038812

毒性药材显微鉴别图谱

上册　横切面特征

主　编

袁　媛　刘春生　白贞芳

上海科学技术出版社

图书在版编目（ＣＩＰ）数据

毒性药材显微鉴别图谱 ：共两册. 1，横切面特征 /
袁媛，刘春生，白贞芳主编. -- 上海 ：上海科学技术出
版社，2023.12
　　ISBN 978-7-5478-6479-1

Ⅰ. ①毒… Ⅱ. ①袁… ②刘… ③白… Ⅲ.①中药性
味－药物毒性－中药鉴定学－显微结构－图解 Ⅳ.
①R285.1-64②R282.5-64

中国国家版本馆CIP数据核字（2024）第004460号

毒性药材显微鉴别图谱

主　编　袁　媛　刘春生　白贞芳

上海世纪出版（集团）有限公司
上 海 科 学 技 术 出 版 社　出版、发行
（上海市闵行区号景路159弄A座9F-10F）
邮政编码201101　　www.sstp.cn
浙江新华印刷技术有限公司印刷
开本 787×1092　1/16　印张 26
字数 500千字
2024年12月第1版　2024年12月第1次印刷
ISBN 978-7-5478-6479-1／R·2930
定价：348.00元

内容提要

本书首次系统整理了我国常见毒性药材显微鉴定特征，其中约1/4种类药材的显微特征为首次报道。本书分为上、下两册。上册收集了204种常见毒性药材的横切面鉴别特征，下册收集了253种常见毒性药材的粉末鉴别特征。每种药材的显微鉴别特征均有文字描述和配套图片，同时简要介绍药材来源和功效。所有鉴别特征图片均采用数码显微摄影技术采集，photoshop软件处理编辑成的原图，粉末图片附有标尺。部分品种除了收载药用部位的显微特征外，也收集了其他部位的显微特征。

本书文字简明扼要，图片清晰美观，为准确鉴定毒性药材、深入研究利用和开发毒性药材提供科学依据。

编 委 会

主 编

袁 媛　刘春生　白贞芳

副主编

金 艳　肖 瑶

编 委

姜 丹　李 萌　陈嘉欣　王 宁

吴 菲　胡彩云　白云俊　张 恬

蒋 超　南铁贵　刘天睿　赵玉洋

穆 婧

前　言

　　显微鉴别技术是中药鉴定的常用工具之一，1953年版《中华人民共和国药典》（以下简称《中国药典》）已将显微鉴定列入其中。20世纪八九十年代，中药显微鉴别技术蓬勃发展，显微鉴定研究的品种多以常用中药材为主，一些临床使用较少或少数民族使用的毒性药材报道较少。本书依托科技基础性工作专项"中草药毒性药材的基原调查及中草药公共安全鉴定数据库（2018FY100800）"、国家重点研发计划（2022YFC3500902），系统整理了毒性药材显微鉴别相关研究成果，以供相关人员参考使用。

　　本书所纳入的毒性药材依据为《中国药典》（2020年版）、《全国中草药汇编》等收录的标有"大毒""有毒"或"小毒"的药材。本书分为上、下两册，上册收集毒性药材204种，其中36种药材的横切面特征为首次报道；下册收集有毒药材253种，其中51种药材的粉末特征为首次报道。

　　上册内容包括每种毒性药材的来源、主要功效和横切面鉴别特征，并配有多幅体现该药材横切面显微特征的高清照片。除药用部位外，对药用植物其他部位的横切面也做了研究。下册内容包括每种毒性药材的来源、主要功效和粉末鉴别特征，每个粉末鉴别特征都配有高清照片。

　　本书主要内容包括：

　　名称：包括中文名和拼音，参照《中国药典》（2020年版）、《全国中草药汇编》《中药大辞典》《中华本草》等工具书。如有出入，以《中国药典》（2020年版）为标准。

　　来源：依照上述方法核对，特别是对植物拉丁名称做了核查。

　　功效：依照上述方法核对。

　　横切面特征：将所有药材制作石蜡切片，显微观察并拍照，确定横切面鉴别特征。

　　粉末特征：将药材粉碎、过筛、制片、镜检、拍照，每种药材制作多张粉末装片，显微观察，最终确定其粉末鉴别特征，并加以文字描述。

　　图片：将拍摄的所有粉末照片和横切面照片通过软件处理，并对粉末照片添加标尺。

　　附注：描述该药材基原非药用部位的横切面显微特征，并附高清图片。

　　本书文字表达言简意赅，照片特点突出，图文并茂，易看易识，便于使用者学习和查阅，可为毒性药材的鉴别、合理使用、深入研究和规模化开发提供科学依据。

　　本图谱适合高等中医药院校或中医药研究单位的中药学专业及药学专业的科研工作者、研究生、本科生或相关领域的研究者使用。书中不足之处敬请各位读者批评指正！

编者

2024 年 10 月

目　录

A

1. 矮陀陀 Ǎi Tuó Tuó

本品为楝科植物羽状地黄连 *Munronia pinnata* (Wall.) W. Theob. 的干燥全株。疏风活络,祛风止痛,解热截疟。

根　类圆形。木栓层由5～10列排列紧密的木栓细胞组成,红棕色。皮层宽广,均由薄壁细胞组成。韧皮部筛管群明显,偶见较小韧皮纤维。形成层成环。木质部较宽,导管稀少,木纤维发达;木射线明显,较窄。薄壁细胞中含细小淀粉粒。

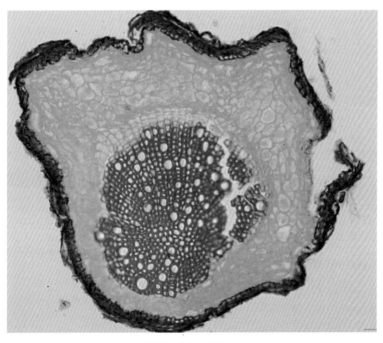

矮陀陀(根)横切面

茎　类圆形。木栓层较厚,由10余列木栓细胞组成,红棕色;栓内层为2～3列细胞,排列紧密,细胞壁较薄。皮层较宽,由类椭圆形薄壁细胞组成。韧皮部筛管群明显,可见韧皮纤维;韧皮射线呈喇叭状。形成层明显。木质部约占切面的2/5,导管稀少,木纤维众多;木射线为1～3列细胞,类方形,明显可见。髓部较大,中央常开裂,星芒状。

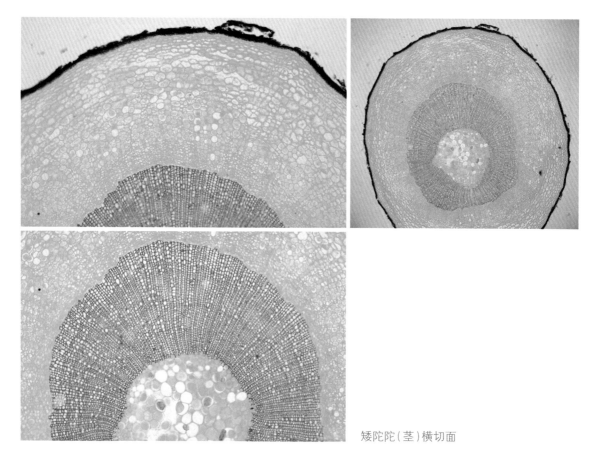

矮陀陀（茎）横切面

叶　上表皮细胞1列，类长方形，排列整齐，外被角质层；可见单细胞非腺毛。下表皮细胞1列，大小不一，排列紧密，气孔较多；可见单细胞非腺毛。栅栏组织细胞1列，类圆柱形，排列疏松，不通过主脉；海绵组织细胞3～8列，类圆形。主脉上、下表皮内具厚角组织；主脉维管束1个，外韧型，豆瓣形。薄壁细胞中偶见草酸钙簇晶。

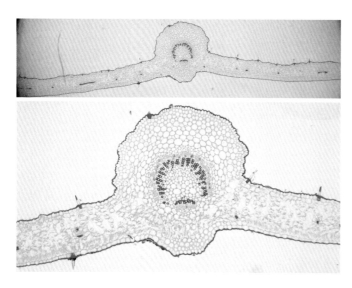

矮陀陀（叶）横切面

2. 艾叶 Ài Yè

本品为菊科植物艾 *Artemisia argyi* Lévl. et Van. 的干燥叶。温经止血，散寒止痛；外用祛湿止痒。

叶　表皮细胞整齐，外角质层较厚，并有大量腺毛、非腺毛。叶肉栅栏组织、海绵组织细胞排列紧密，间隙小。叶脉向下突出，上、下两侧表皮内厚角细胞2～3层。上表皮细胞1列，长方形，被角质层。栅栏组织细胞1列；海绵组织中散在1～2个分泌腔，周围有分泌细胞5～7个（中脉处）。下表皮细胞1列，不规则形。薄壁细胞含草酸钙簇晶。维管束3～5个，外韧型，中间大，两侧渐小，上、下两侧有纤维群，有纤维4～8层，纤维壁较薄。

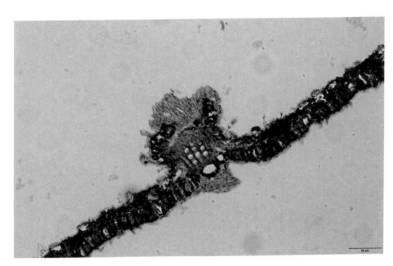

艾叶横切面

3. 八角枫 Bā Jiǎo Fēng

本品为山茱萸科植物八角枫 *Alangium chinense* (Lour.) Rehd. 及瓜木 *Alangium platanifolium* (Sieb. et Zucc.) Harms 的干燥侧根、须状根或叶、花。祛风除湿，舒筋活络，散瘀止痛。

根　木栓细胞7～8层。皮层中散在众多草酸钙簇晶，石细胞成群或单个散在。韧皮部中有石细胞，形态较皮层的小；草酸钙簇晶多存在于韧皮射线细胞中，多纵向排列成行。形成层明显。木质部宽广，导管之间存在大量的木纤维；木射线细胞上有纹孔，1～5列，放射状排列。

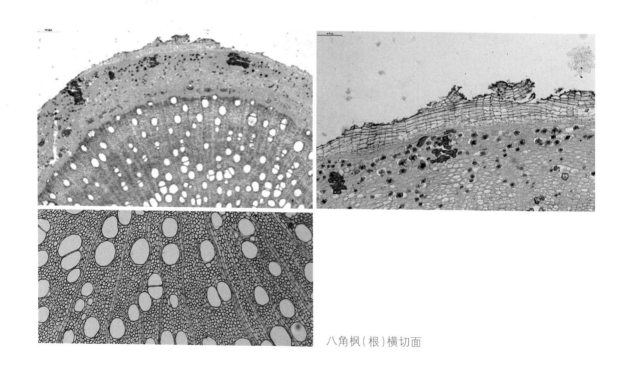

八角枫（根）横切面

叶　上、下表皮均为1列细胞，气孔可见。栅栏组织约占叶肉高度的1/2，由1列长条状的薄壁细胞组成，细胞排列紧密；组成海绵组织的薄壁细胞为圆形、类圆形，细胞小，排列疏松。主脉维管束中央为薄壁组织，其上、下两侧均有木质部，木质部导管发达，木质部外侧为韧皮部。

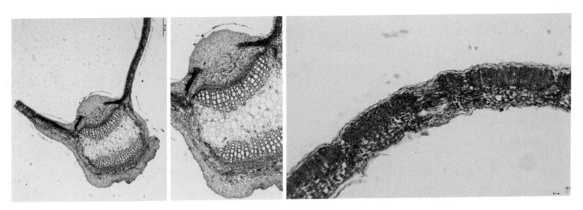

八角枫（叶）横切面

【附注】茎　最外层1列细胞木栓化，细胞排列紧密；其内2列细胞较小，排列紧密，木栓化程度低。皮层窄，散有草酸钙簇晶和石细胞。无限外韧型维管束。韧皮部窄，晶体可见。形成层可见。木质部约占整个横切面的1/3，木纤维发达；导管稀疏，常单列，辐射状由内向外排列。髓部较大，约占整个横切面的1/3，为大小不等、排列疏松的薄壁细胞，草酸钙簇晶可见。

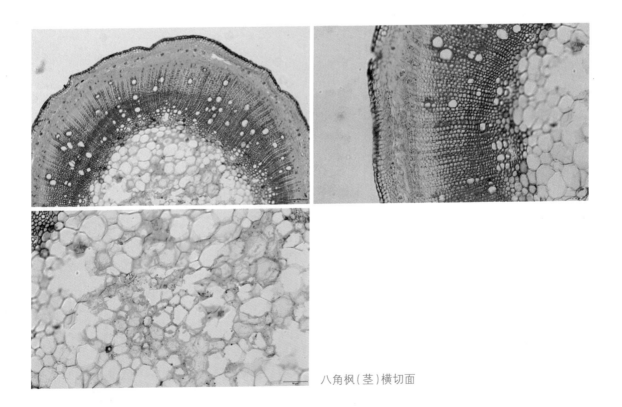

八角枫（茎）横切面

4. 八角莲 Bā Jiǎo Lián

本品为小檗科植物八角莲*Dysosma versipellis* (Hance) M. Cheng ex Ying的干燥根茎。清热解毒,化痰散结,祛痰消肿。

根茎 表皮细胞1列,扁长方形,细胞壁稍增厚,切向排列,常部分脱落。下皮层为数列细胞,细胞椭圆形,切向延长,排列疏松,其下方为一圈排列紧密的石细胞环带,由20～30余列类圆形、类方形、椭圆形或三角形的石细胞组成。皮层薄壁组织为多列类圆形、排列疏松的薄壁细胞,细胞内含淀粉粒,可见草酸钙簇晶散布。维管束外韧型,韧皮部略呈三角形。形成层不甚明显。木质部导管多径向排列成行,其内、外侧常有木纤维束分布,维管束内可见石细胞群。髓部宽广,髓射线漏斗状,宽狭不一。

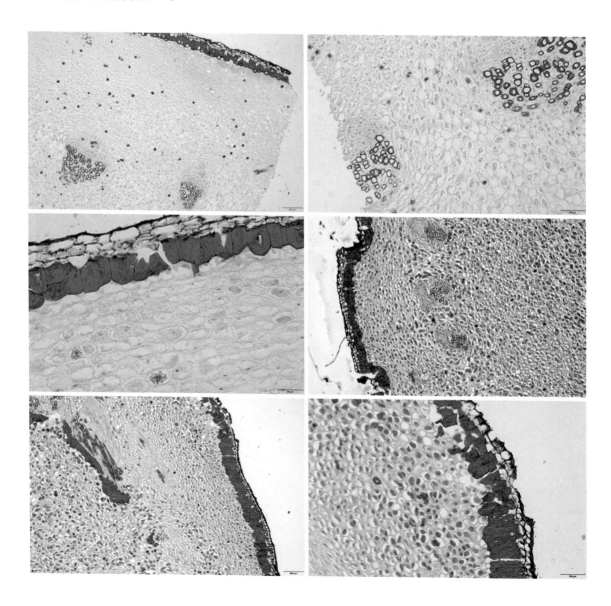

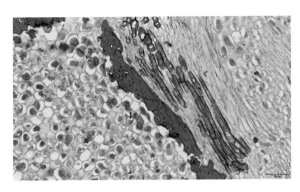

八角莲横切面

5. 巴豆 Bā Dòu

本品为大戟科植物巴豆 *Croton tiglium* L.的干燥成熟果实。外用蚀疮。

果实　外果皮为表皮细胞1列,外被多细胞星状毛。中果皮外侧为10余列薄壁细胞,散有石细胞、草酸钙方晶或簇晶;中部有约4列纤维状石细胞组成的环带;内侧为数列薄壁细胞。内果皮为3～5列厚壁细胞。种皮表皮细胞由1列径向延长的长方形细胞组成,其下为1列厚壁栅状细胞,胞腔线性,外端略膨大。胚乳细胞类圆形,充满脂肪油滴及糊粉粒,有草酸钙簇晶。子叶细胞类多角形。

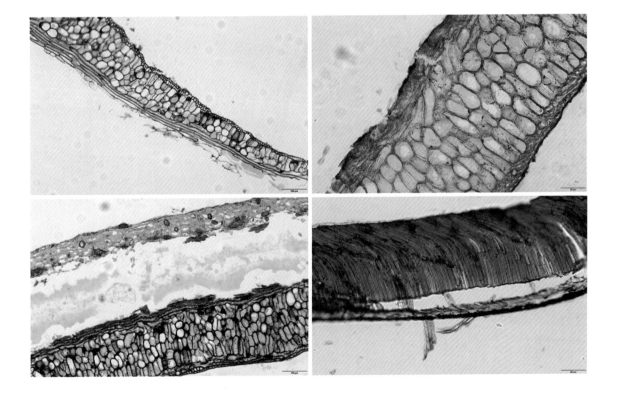

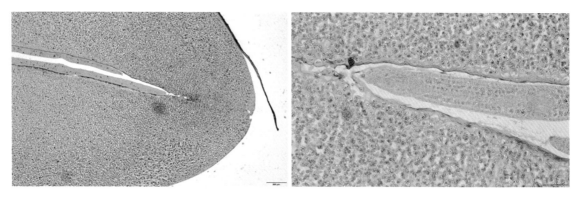

巴豆横切面

6. 白附子 Bái Fù Zǐ

　　本品为天南星科植物独角莲 *Typhonium giganteum* Engl. 的干燥块茎。祛风痰，定惊搐，解毒散结，止痛。

　　块茎　木栓细胞有时残存。内皮层不明显。薄壁组织中散有大型黏液腔，外侧较大，常环状排列，向中心渐小而少，黏液细胞随处可见，内含草酸钙针晶束。维管束散列，外韧型及周木型。薄壁细胞含众多淀粉粒。

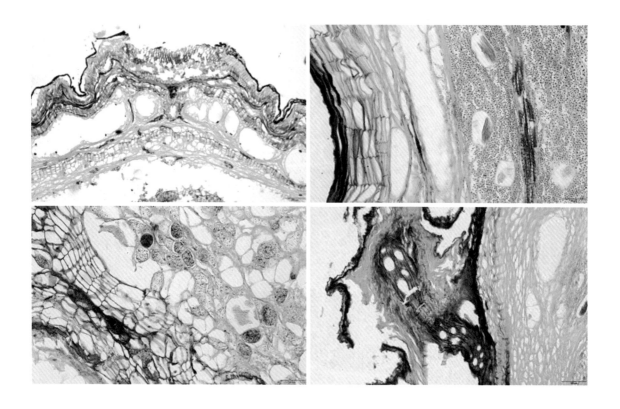

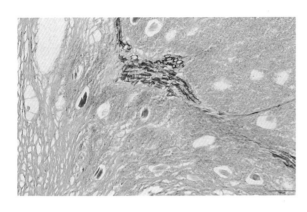

白附子横切面

7. 白花菜子 Bái Huā Cài Zǐ

本品为白花菜科植物白花菜 *Gynandropis gynandra* (L.) Briquet 的干燥种子。祛风散寒,活血止痛。

种子 种皮外表皮细胞类方形或类长方形,外壁略增厚,内含黄色或棕色物。厚壁细胞淡黄色,常呈栅状排列,类方形、多角形、长梭形或长条形,壁厚,有的孔沟明显。种皮内表皮石细胞梭形或长梭形,纹孔及孔沟明显。

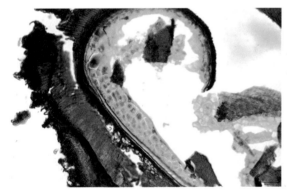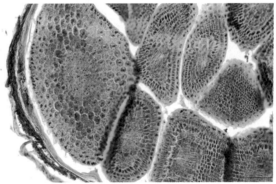

白花菜子横切面

8. 白花丹 Bái Huā Dān

本品为白花丹科植物白花丹 *Plumbago zeylanica* L. 的干燥全草。祛风,散瘀,解毒,杀虫。

茎 表皮细胞1列,外被角质层。表皮细胞内侧有2～3列厚壁细胞,棱脊处多达6～8列。皮层为数列薄壁细胞,散有分泌细胞,内含棕黄色团块。维管束外韧型,导管径向排列,形成层不明显。髓部由薄壁细胞组成。

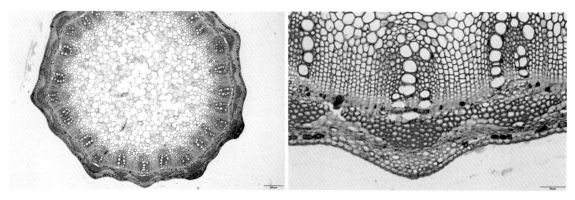

白花丹（茎）横切面

叶　上、下表皮细胞各1列，外被角质层。栅栏细胞1～2列，海绵组织薄壁细胞含棕色物质。主脉上面突起，下面明显突起，表皮内侧具厚角组织。主脉维管束外韧型，4～7个。

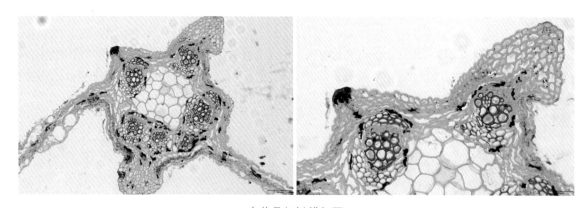

白花丹（叶）横切面

▌9. 白屈菜 Bái Qū Cài

本品为罂粟科植物白屈菜 *Chelidonium majus* L. 的干燥全草。镇痛，止咳，利尿，解毒。

茎　表皮细胞1～3列，排列紧密。皮层薄壁细胞类圆形或多角形，散布有乳汁管，部分薄壁细胞中含草酸钙方晶。外韧型维管束环状排列，束中形成层明显，维管束周围分布有乳汁管。髓部常中空，薄壁细胞大，间隙明显。

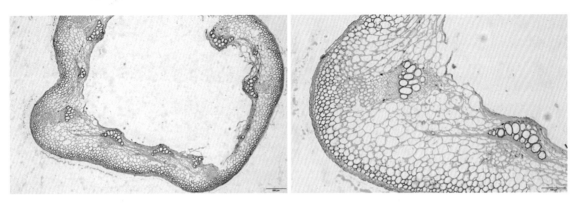

白屈菜（茎）横切面

10. 白首乌 Bái Shǒu Wū

本品为夹竹桃科植物牛皮消*Cynanchum auriculatum* Royle ex Wight或白首乌*Cynanchum bungei* Decne.的干燥块根。安神, 补血。

块根 木栓层为10余列木栓细胞。皮层中多列石细胞断续排列成环带。韧皮部薄壁组织中散有众多乳汁管; 韧皮射线宽3～9列细胞。形成层环明显。木质部导管3至数个相聚, 木射线宽10余列细胞。

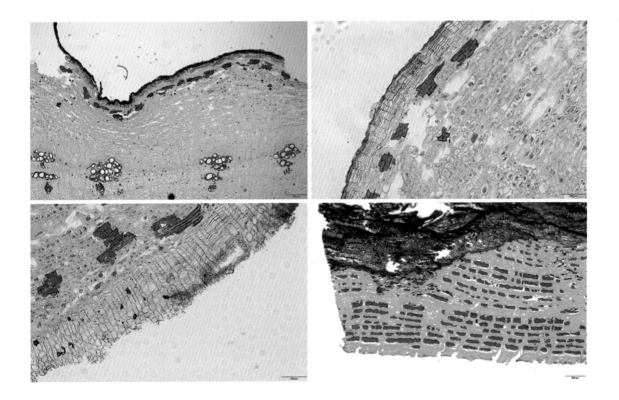

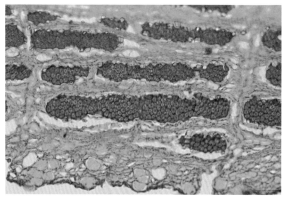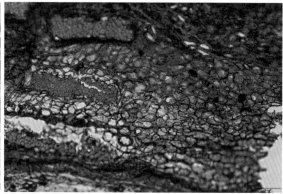

白首乌横切面

11. 白药子 Bái Yào Zǐ

本品为防己科植物金线吊乌龟 *Stephania cephalantha* Hayata 的干燥块根。清热解毒,凉血止血,散瘀消肿。

块根　木栓层为8～10余列细胞。皮层散有少数石细胞。维管束外韧型,略呈轮状排列,木质部不发达,中心木质部可见纤维束。薄壁细胞含草酸钙方晶及细小针晶,并含有多数淀粉粒。

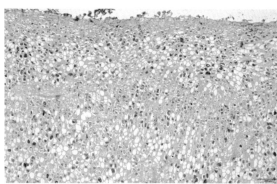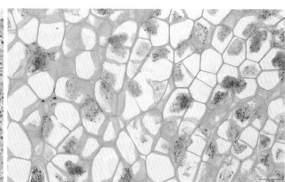

白药子横切面

12. 白英 Bái Yīng

本品为茄科植物白英 *Solanum lyratum* Thunb. 的干燥全草。清热解毒,祛风利湿,化痰。

茎　表皮细胞1列,外被角质层,并可见多数腺毛及非腺毛。皮层窄,有5～7列椭圆形薄壁细胞组成。中柱鞘纤维束断续排列成环。维管束双韧型;韧皮部较窄;形成层成环;木质部导管单个散在或数个相聚。髓部为薄壁细胞或中央呈空洞状。有的皮层、韧皮部及髓部薄壁细胞含草酸钙砂晶。

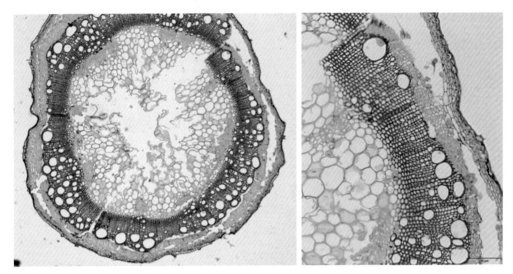

白英（茎）横切面

13. 百部 Bǎi Bù

本品为百部科植物直立百部 *Stemona sessilifolia* (Miq.) Miq.、蔓生百部（百部）*Stemona japonica* (Bl.) Miq.或对叶百部（大百部）*Stemona tuberosa* Lour.的干燥块根。润肺下气止咳，杀虫灭虱。

块根　根被为3～4列类多角形细胞，壁木栓化及木化。皮层宽广，外皮层细胞排列整齐；内皮层细胞隐约可见凯氏点。中柱鞘为1～2列薄壁细胞。中柱韧皮部束与木质部束各19～27个，相间排列；韧皮部束内侧有单个或2～3个成束的非木化纤维；木质部束有导管2～5个，并有少数木纤维及管胞，导管多角形。髓部散有单个或2～3个成束的细小纤维。

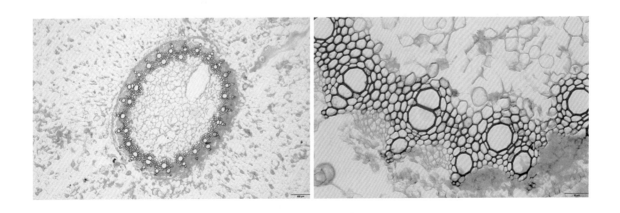

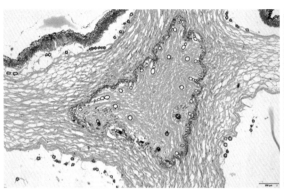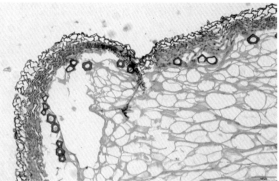

百部横切面

14. 百里香 Bǎi Lǐ Xiāng

本品为唇形科植物百里香 *Thymus mongolicus* Ronn. 和展毛地椒 *Thymus quinquecostatus* var. *przewalskii* (Kom.) Ronn. 的干燥全草。祛风解表，行气止痛，止咳，降压。

茎 类圆形。幼茎表皮为1~2层长方形细胞，外被角质层，有腺鳞及非腺毛。老茎表皮细胞木化，由2~3列细胞组成。皮层为数列薄壁细胞，排列疏松。无限外韧型维管束；韧皮部狭窄；形成层呈环状排列；木质部发达，导管类多角形，木纤维多角形，射线窄。髓部中空。

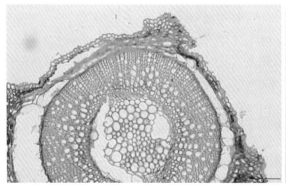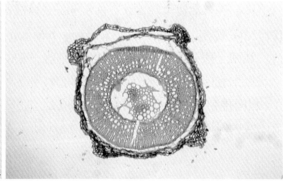

百里香（茎）横切面

15. 半夏 Bàn Xià

本品为天南星科植物半夏 *Pinellia ternata* (Thunb.) Breit. 的干燥块茎。燥湿化痰，降逆止呕，消痞散结。

块茎　最外侧为微木化的细胞,2～3列,类长方形,排列紧密。靠外侧的基本组织细胞中含淀粉粒少,由外至内逐渐增多;黏液细胞较大,椭圆形,内含草酸钙针晶束,针晶长短不一。

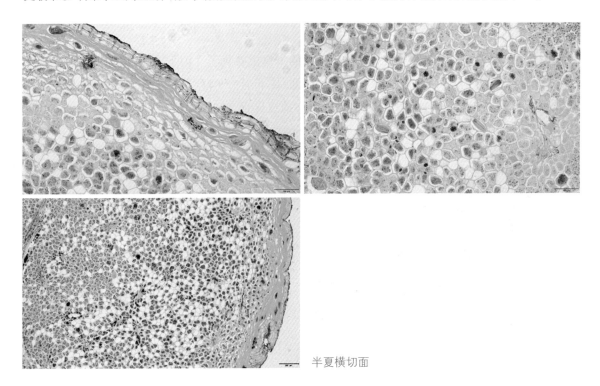

半夏横切面

16. 北豆根 Běi Dòu Gēn

本品为防己科植物蝙蝠葛 *Menispermum dauricum* DC. 的干燥根茎。清热解毒,祛风止痛。

根茎　表皮细胞1列,外被棕黄色角质层。木栓层为数列细胞。皮层较宽,老的根茎有石细胞散在。中柱鞘纤维排列成新月形。维管束外韧型,环列。束间形成层不明显。木质部由导管、管胞、木纤维及木薄壁细胞组成,均木化。中央有髓。薄壁细胞含淀粉粒及细小草酸钙结晶。

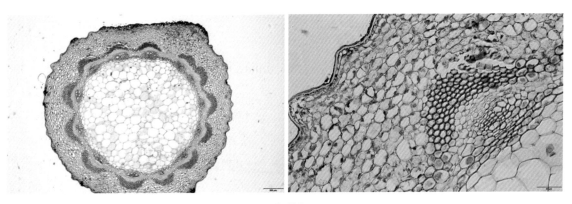

北豆根横切面

17. 蓖麻子 Bì Má Zǐ

　　本品为大戟科植物蓖麻*Ricinus communis* L.的干燥成熟种子。泻下通滞,消肿拔毒。
　　种子　外种皮细胞1列,长方形,外被角质层,其下为3～4列薄壁细胞,再下为1列栅状细胞,壁厚,木化;内种皮为数列薄壁细胞,其中散有螺纹导管。胚乳和子叶均含糊粉粒。

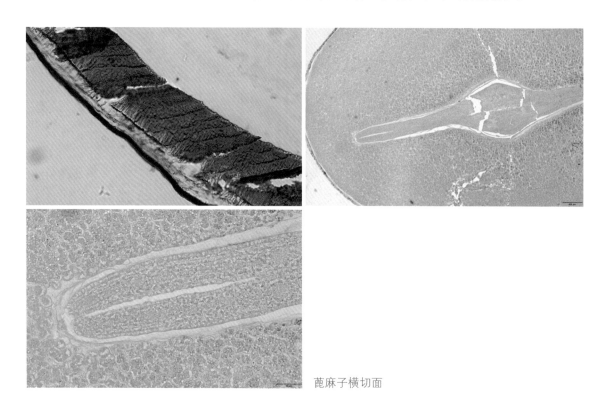

蓖麻子横切面

18. 博落回 Bó Luò Húi

　　本品为罂粟科植物博落回*Macleaya cordata* (Willd.) R. Brown的干燥全草。散瘀,祛风,解毒,止痛,杀虫。
　　茎　表皮为1列细胞,排列紧密,外被角质层。皮层极窄,为1～2列细胞,排列较紧密。外韧维管束环状排列,韧皮纤维发达,形成层不明显;木质部不发达,导管口径大,类多边形;维管束中木质部和韧皮部间常有大的裂隙。髓射线细胞2～4列,细胞较大;髓部极发达,占整个横切面的1/2以上。

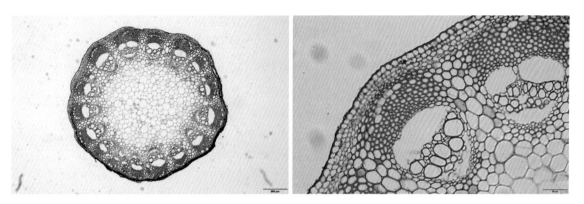

博落回（茎）横切面

叶　上、下表皮均为1列细胞，非腺毛可见。栅栏组织细胞1列，类长方形；海绵组织排列疏松。主脉维管束外韧型；木质部发达，类椭圆形，导管口径较大；韧皮部不发达。韧皮部下侧具发达的厚角组织。

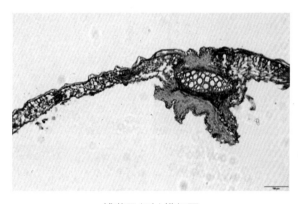

博落回（叶）横切面

19. 苍耳子 Cāng ěr Zǐ

　　本品为菊科植物苍耳 *Xanthium sibiricum* Patr. 的干燥成熟带总苞的果实。散风寒，通鼻窍，祛风湿。

　　果实　总苞表皮细胞1层，排列紧密，其内纤维束纵横交叉排列，并散有小型维管束。外果皮细胞1列，棕色，类长方形，常与下层纤维相连，纤维细胞壁较厚。中果皮由多列薄壁细胞组成。内果皮与种皮细胞紧密连接。子叶细胞排列紧密，呈多角形、类长方形等，充满油滴和糊粉粒。

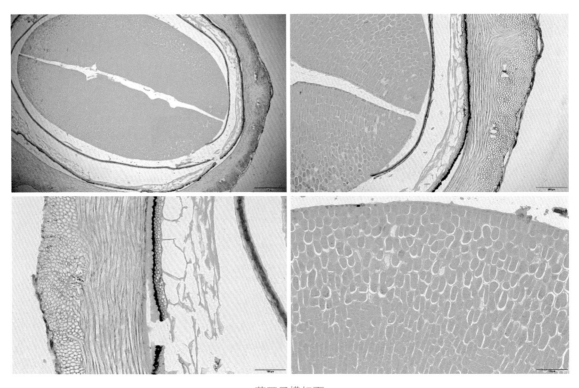

苍耳子横切面

20. 草乌 Cǎo Wū

　　本品为毛茛科植物北乌头 *Aconitum kusnezoffii* Reichb. 的干燥块根。祛风除湿，温经止痛。

　　块根　后生皮层为7～8列棕黄色木栓化细胞，内皮层明显。韧皮部宽广，常有不规则裂隙；形成层环不规则多角形或类圆形；木质部导管1～4列或数个相聚。髓部较大。薄壁细胞充满淀粉粒。

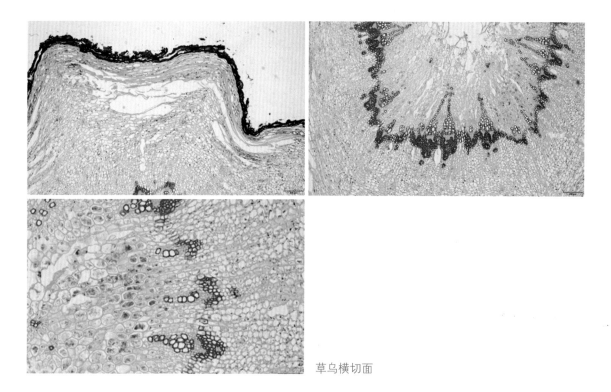

草乌横切面

21. 茶 Chá

本品为山茶科植物茶 *Camellia sinensis* (L.) Kuntze 的干燥叶、根。强心利尿，抗菌消炎，收敛止泻。

叶　上、下表皮均为1列扁平细胞，有较厚的角质层，下表皮有气孔和非腺毛。栅栏组织为1～3列细胞，海绵组织为6～7列细胞，其中散有分枝状石细胞。主脉维管束木质部呈"新月"状。韧皮纤维位于韧皮部外侧，发达，其薄壁组织中散有分枝状石细胞。薄壁细胞中含有草酸钙簇晶。

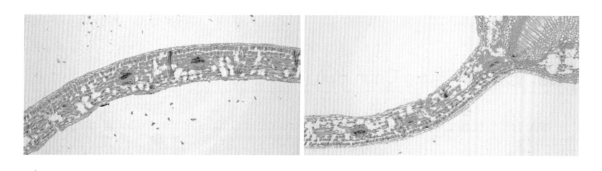

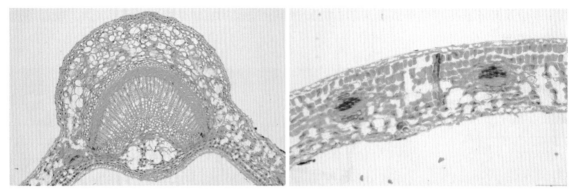

茶(叶)横切面

22. 柴桂 Chái Guì

本品为樟科植物川桂 *Cinnamomum wilsonii* Gamble 的干燥树皮。散风寒,止呕吐,除湿痹,通经脉。

树皮 栓内层含有较多棕黄色或棕色物质。皮层分泌细胞甚多,胞腔内常含暗黄色或暗灰色团状物。薄壁细胞内淀粉粒众多,有的含草酸钙方晶。皮层与韧皮部之间石细胞极多,通常成群,不规则分布。纤维单个或数个成群散在。

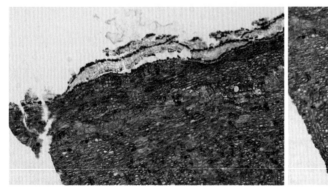
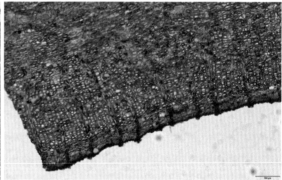

柴桂横切面

23. 长春花 Cháng Chūn Huā

本品为夹竹桃科植物长春花 *Catharanthus roseus* (L.) G. Don 的干燥全草。解毒抗癌,清热平肝。

茎　类圆形,有4个较大的棱脊凸起。表皮外壁微增厚,有锥形单细胞非腺毛。皮层外侧 2～3列薄壁细胞较小,向内逐渐增大。维管束双韧型,形成层成环。木质部导管群放射状排列, 射线多为单列细胞。髓部大。

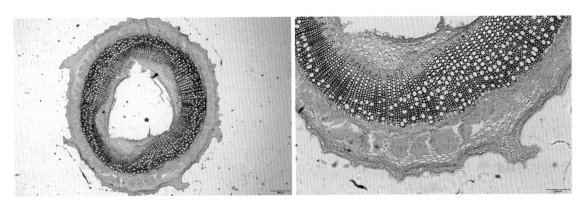

长春花(茎)横切面

叶　上、下表皮均为1列细胞,可见单细胞、多细胞非腺毛和疣状突起。栅栏组织为1～2列 类长方形的薄壁细胞,海绵组织排列疏松。主脉维管束半月形,为双韧型维管束;木质部发达,导 管宽1～2列,扇状排列。主脉下表皮内侧具发达的厚角组织。

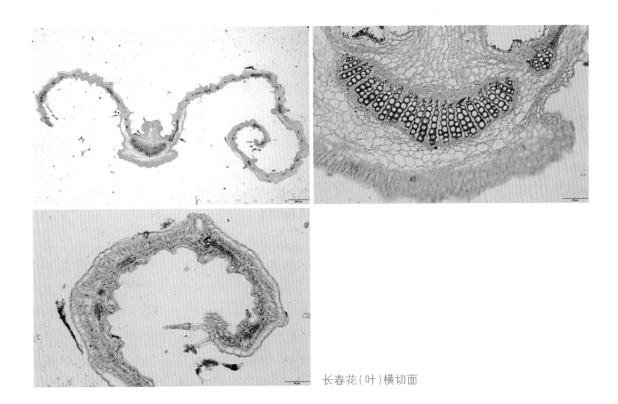

长春花(叶)横切面

24. 长叶冻绿（黎辣根） Cháng Yè Dòng Lù

　　本品为鼠李科植物长叶冻绿*Frangula crenata* (Siebold et Zucc.) Miq.的干燥根或根皮。清热解毒，杀虫利湿。

　　根　木栓层狭窄，偶有脱落。皮层狭窄。韧皮部狭窄，不明显。形成层明显；木质部宽广，导管稀疏，常1～2列辐射状排列；木射线明显可见。

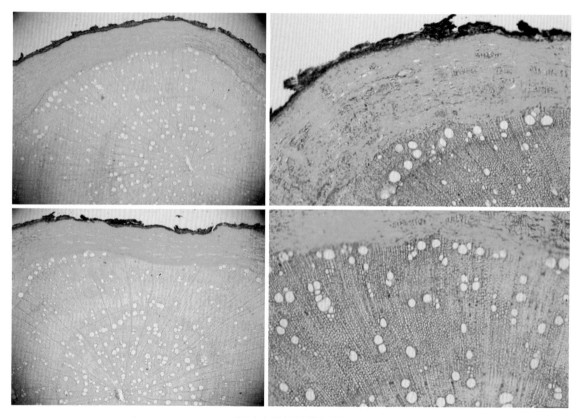

长叶冻绿（根）横切面

25. 常山 Cháng Shān

　　本品为虎耳草科植物常山*Dichroa febrifuga* Lour.的干燥根。涌吐痰涎，截疟。

　　根　木栓细胞数列。栓内层窄，少数细胞内含树脂块或草酸钙针晶束。韧皮部较窄，草酸钙针晶束较多。形成层呈不规则波状环。木质部占主要部分，均木化，射线宽窄不一；导管多角形，单个散在或数个相聚，有的含黄色侵填体。薄壁细胞含淀粉粒。

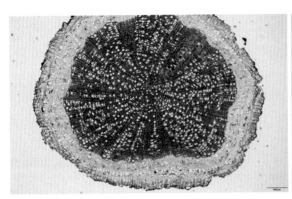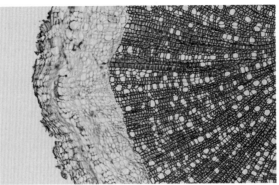

常山横切面

26. 重楼 Chóng Lóu

本品为百合科植物云南重楼 *Paris polyphylla* var. *yunnanensis* (Franch.) Hand.-Mazz. 或七叶一枝花 *Paris polyphylla* var. *chinensis* (Franch.) Hara 的干燥根茎。清热解毒，消肿止痛，凉肝定惊。

根茎 表皮细胞1列，排列紧密，细胞类长方形、类长圆形、类多角形，淡黄棕色，略径向延长，壁微木栓化，外壁稍增厚，并向外突出。皮层较宽，细胞类扁圆形、类圆多角形，大小均匀，细胞中充满了淀粉粒。内皮层为1列扁平细胞，排列较整齐、紧密，凯氏点较明显。中柱维管束周木型，断续环列于中柱外侧，中柱内侧散生4～6个维管束，中柱内分布有少数黏液细胞，内有针晶束，与周围薄壁细胞近等大。

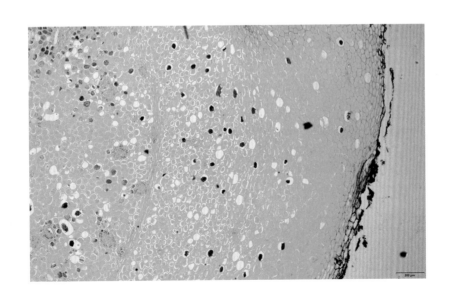

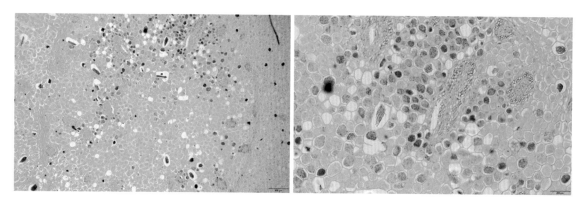

重楼横切面

27. 臭灵丹草 Chòu Líng Dān Cǎo

　　本品为菊科植物翼齿六棱菊 *Laggera pterodonta* (DC.) Benth. 的干燥地上部分。清热解毒，止咳祛痰。

　　茎　表皮细胞1列，近长方形。表皮内侧可见由3～5列细胞组成的厚角组织，外被腺毛和非腺毛。皮层窄，由多角形的薄壁细胞组成，排列较疏松。维管束环状排列，导管常单列，辐射状排列；维管束外侧存在发达的韧皮纤维束。髓部宽广，约占横切面的2/3；髓射线较窄；薄壁细胞多角形，排列疏松。

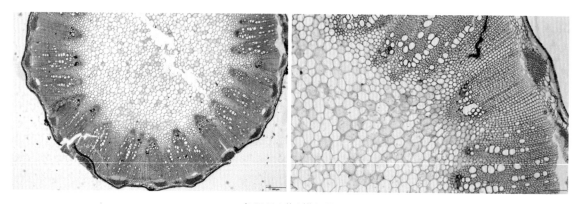

臭灵丹（茎）横切面

28. 川乌 Chuān Wū

　　本品为毛茛科植物乌头 *Aconitum carmichaelii* Debx. 的干燥母根。祛风除湿，活血通络，止痛。

　　根　　后生皮层为棕色木栓化细胞。皮层薄壁组织中偶见石细胞,单个散在或数个成群,类长方形、方形或长椭圆形,胞腔较大。内皮层不甚明显。韧皮部散有筛管群,内侧偶见纤维束。形成层类多角形,内、外侧偶有1至数个异型维管束;木质部导管多列,径向或略呈"V"形排列。髓部明显。

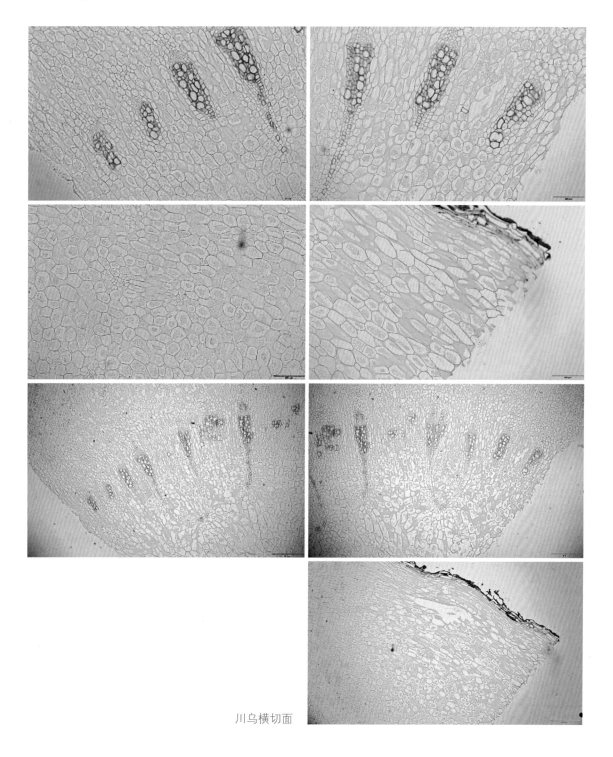

川乌横切面

29. 刺花椒 Cì Huā Jiāo

本品为芸香科植物刺花椒 *Zanthoxylum acanthopodium* DC.的干燥根或果实。温中散寒,止痛,杀虫,避孕。

果皮　外果皮细胞1列,红棕色,排列紧密。中果皮较宽,细胞多列,有大型油室分布其中。内果皮细胞多而小,排列整齐、紧密,外侧有石细胞聚集成不连续的环带。

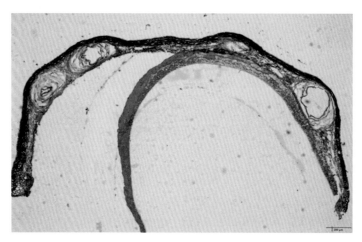

刺花椒(果皮)横切面

30. 刺壳花椒(单面针) Cì Ké Huā Jiāo

本品为芸香科植物刺壳花椒 *Zanthoxylum echinocarpum* Hemsl.的干燥根、根皮或茎、叶。消食助运,行气止痛。

茎　表皮细胞1列,外被角质层,偶见非腺毛。皮层具数列椭圆形薄壁细胞,壁稍厚。中柱鞘纤维成束或散在,断续排列成环,壁厚,木化。韧皮部窄,纤维成束或散在,韧皮射线明显。形成层成环。木质部较宽阔,导管多个相聚或单个散在;木纤维壁厚,木化;木射线宽1～3列细胞。草酸钙方晶存在于皮层、韧皮部及髓薄壁细胞中。

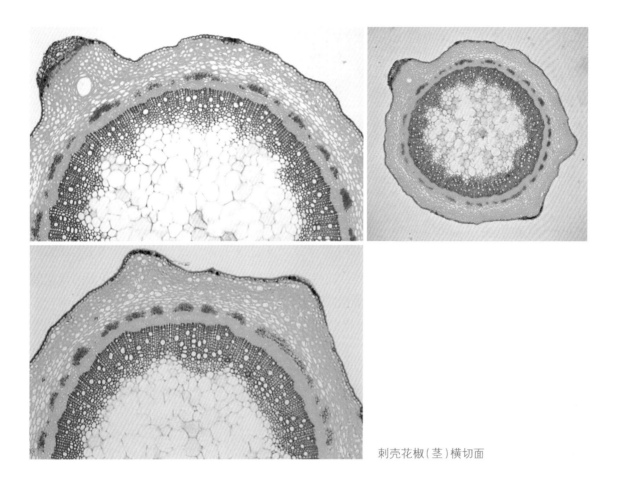

刺壳花椒（茎）横切面

　　根　木栓层由数列木栓细胞组成；木栓形成层环状，明显可见，由1～3列细胞组成。皮层具数列椭圆形薄壁细胞。韧皮部狭窄。形成层成环。木质部宽阔，导管多个相聚或散在；木纤维成片存在，壁厚，木化；木射线宽1～5列细胞，长方形。栓内层及韧皮部薄壁细胞含草酸钙方晶。

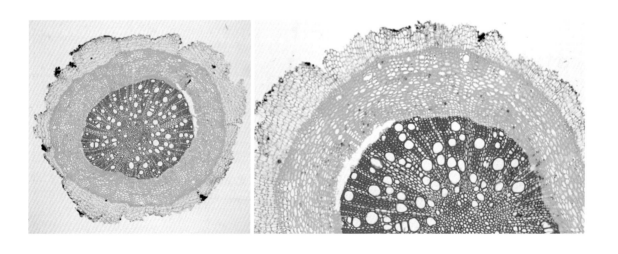

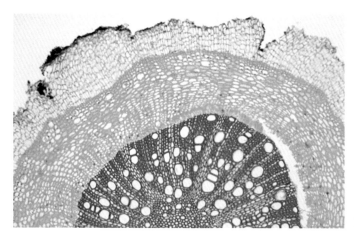

刺壳花椒（根）横切面

叶　上、下表皮细胞狭小，紧密排列。栅栏组织在横切面上占比小，由1列长条形的薄壁细胞组成；海绵组织发达，由排列疏松的薄壁细胞组成。主脉维管束木质部发达，阔半圆形，导管辐射状排列；韧皮部在导管外侧呈环状，较狭窄，韧皮纤维发达，位于韧皮部最外侧。主脉下方的下表皮内侧厚角组织发达。

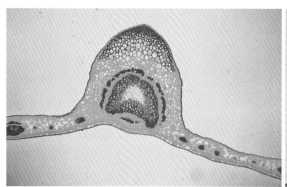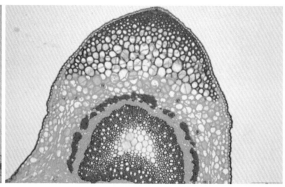

刺壳花椒（叶）横切面

▌31. 刺楸树皮 Cì Qiū Shù Pí

本品为五加科植物刺楸 *Kalopanax septemlobus* (Thunb.) Koidz. 的干燥树皮。祛风利湿，活血止痛。

树皮　落皮层极厚，可深达韧皮部，由数列木栓细胞和数列木化细胞相间排列，木化细胞带中有石细胞群及纤维群。钉刺部位由微木化木栓细胞和木化细胞相间排列，木栓细胞长方形，壁皱缩，木化细胞多角形，细胞壁层纹明显，夹杂纤维束。韧皮部有分泌道。

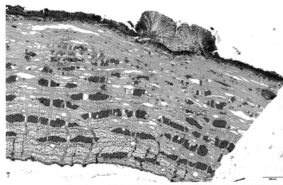
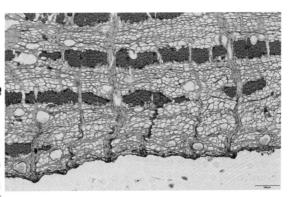
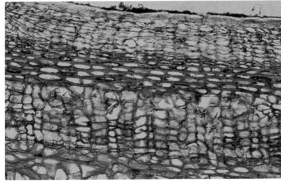

刺楸树皮横切面

32. 打破碗花花 Dǎ Pò Wǎn Huā Huā

　　本品为毛茛科植物打破碗花花 *Anemone hupehensis* Lem. 的干燥根或全草。清热利湿，解毒杀虫，消肿散瘀。

　　根　后生皮层为5～6列细胞，皮层为1～2列细胞，内皮层细胞壁薄，凯氏带木化。韧皮部散有纤维束，有的纤维束包围筛管群。木质部放射状排列，长短不一，由导管、纤维及薄壁细胞组成。

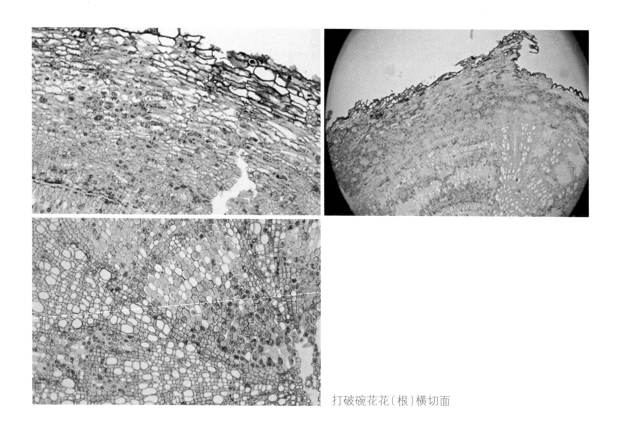

打破碗花花（根）横切面

　　根茎　表皮为1～3列外壁稍厚的小型细胞。皮层狭窄。韧皮部宽广，其内散有纤维束，有的纤维束包围筛管群。形成层明显。木质部导管稀疏。髓部大；直径占横切面直径的1/2左右，由薄壁细胞组成。

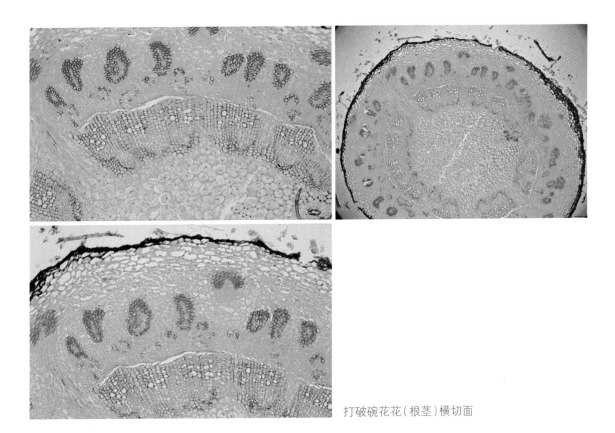

打破碗花花（根茎）横切面

叶　上、下表皮细胞各1列，细胞扁小长方形，排列紧密。上表皮细胞壁较平直，气孔少见；下表皮细胞壁稍弯曲，气孔密集，不定式；上、下表皮细胞均有多数单细胞非腺毛，刚直，先端尖，并有单细胞腺毛，先端钝圆，基部稍狭。栅栏组织为1列较小的类方形细胞，未通主脉；海绵组织宽广，细胞类圆形。主脉维管束外韧型。木质部导管常单列放射状排列。韧皮部最外层有发达的韧皮纤维。下表面的叶脉上丛生多数单细胞长毛茸，壁薄而柔。

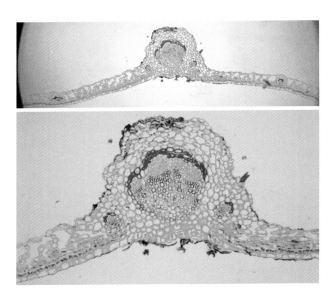

打破碗花花（叶）横切面

33. 大蝎子草 Dà Xiē Zi Cǎo

　　本品为荨麻科植物大蝎子草 *Girardinia diversifolia* (Link) Friis 的干燥全草。祛痰,利湿,解毒。

　　茎　表皮细胞较小,排列紧密,多为1层。皮层狭窄,多有裂隙,茎棱角处厚角组织发达。韧皮部狭窄。形成层成环。木质部导管单列,放射状排列,导管圆形、多边形。髓部发达,由薄壁细胞构成。

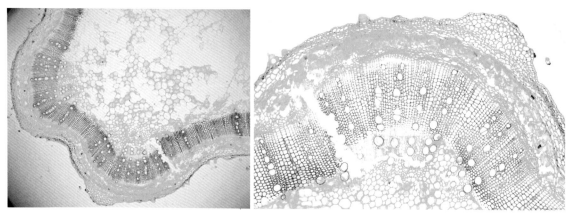

大蝎子草(茎)横切面

　　叶　上、下表皮各1列细胞,切向延长。栅栏组织由1列长椭圆形的薄壁细胞组成;海绵组织在叶肉组织中占比较小,由排列疏松的薄壁细胞组成。主脉维管束外韧型,导管稀疏。主脉处上、下表皮内侧有发达的厚角组织。

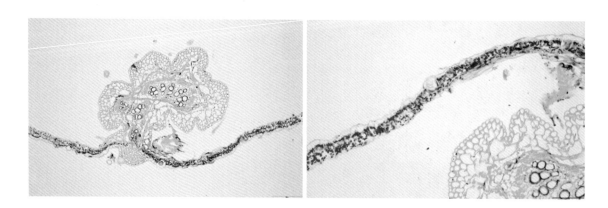

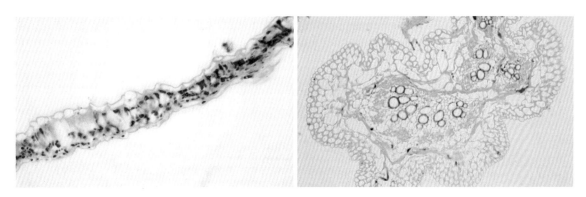

大蝎子草（叶）横切面

34. 单花红丝线（佛葵）Dān Huā Hóng Sī Xiàn

本品为茄科植物单花红丝线 *Lycianthes lysimachioides* (Wall.) Bitt.的干燥地上部分。解毒消肿，杀虫。

茎　表皮细胞1列，类方形，外壁较厚。皮层由4～7列细胞构成，外皮层1列，较小，排列紧密、整齐；中皮层细胞排列疏松，个大。维管束为无限外韧型。韧皮部环状，狭窄，韧皮纤维位于韧皮部的最外侧，为1层近连续的圆环，纤维壁厚。形成层可见。木质部环状，狭窄，较大的导管聚成三束。髓部宽大，髓直径约占切面直径的1/2。

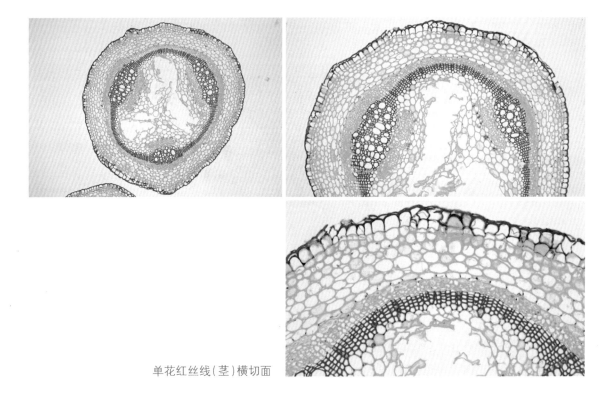

单花红丝线（茎）横切面

　　叶　上、下表皮均由1列薄壁细胞组成,栅栏组织1列,细胞略呈长方形;海绵组织发达,排列疏松。主脉维管束外韧型,近半圆形。

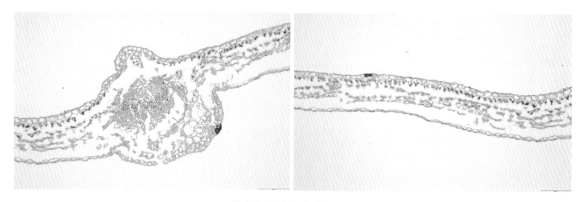

单花红丝线(叶)横切面

35. 地锦草 Dì Jǐn Cǎo

　　本品为大戟科植物地锦(地锦草)*Euphorbia humifusa* Willd.或斑地锦(斑地锦草)*Euphorbia maculata* L.的干燥全草。清热解毒,凉血止血,利湿退黄。

　　茎　表皮细胞1列,棱角处有厚角组织;皮层散有多数乳汁管。中柱鞘纤维呈断续的环状排列。韧皮部狭窄。形成层不明显。木质部较宽,导管放射状排列。髓部较大,中空。

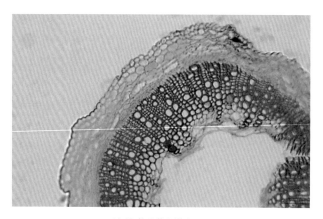

地锦草(茎)横切面

　　叶　上、下表皮细胞各1列,外被非腺毛。叶肉组织中栅栏组织约占2/3,其由1列长方形的、排列紧密的薄壁细胞组成;海绵组织排列疏松,约占叶肉组织的1/3。主脉维管束半月形,为有限外韧型维管束,木质部和韧皮部均发达。

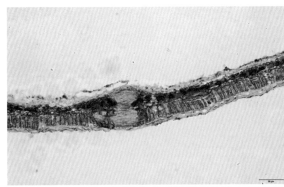
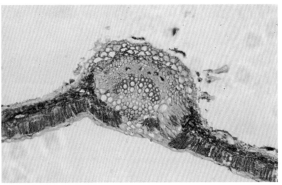
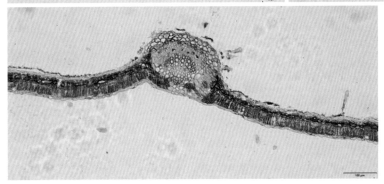

地锦草（叶）横切面

36. 吊干麻 Diào Gān Má

　　本品为卫矛科植物苦皮藤*Celastrus angulatus* Maxim.的干燥根及根皮。祛风除湿，活血通经，解毒杀虫。

　　根皮　落皮层界限明显，其内分布有大量的草酸钙结晶。最内侧木栓层由多列细胞组成，棕褐色，与外侧的落皮层界限明显。皮层和韧皮部界限较明显，皮层细胞浅棕褐色。韧皮部发达，细胞颜色较皮层颜色浅。皮层和韧皮部中广布成群的石细胞，石细胞壁厚。

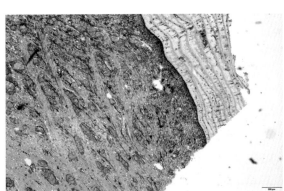
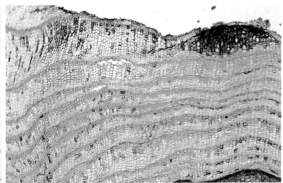

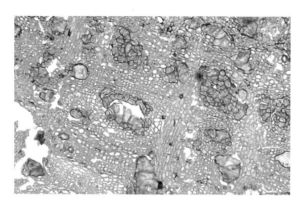

吊干麻（根皮）横切面

37. 丁公藤 Dīng Gōng Téng

本品为旋花科植物丁公藤 *Erycibe obtusfolia* Benth.或光叶丁公藤 *Erycibe schmidtii* Craib 的干燥藤茎。祛风除湿，消肿止痛。

藤茎　木栓层由5～8列切向延长的细胞组成，内平周壁明显增厚，外平周壁及垂周壁稍厚或不增厚。直径2 cm以上的茎，其木栓组织中石细胞呈断续环层。皮层薄壁组织中石细胞群环状。外韧型维管束排成环。木质部导管较稀疏。髓部外方有一环维管束。

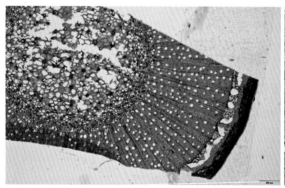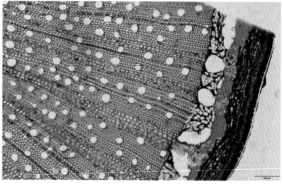

丁公藤横切面

38. 丢了棒 Diū Le Bàng

本品为大戟科植物白桐树 *Claoxylon indicum* (Reinew. ex Blume) Hassk.的干燥根或叶。祛风除湿，消肿止痛。

根　木栓层为10余列细胞，横向排列，稍整齐，外有落皮层，栓内层薄壁细胞含多数草酸钙簇晶。中柱鞘纤维微木化,数个成束,与石细胞断续排列成环。韧皮部草酸钙柱晶多。形成层成环。木质部发达,射线宽1～3列细胞,导管类圆形,单个或2～3个呈放射状排列,有的含淡黄色物。薄壁细胞含淀粉粒。

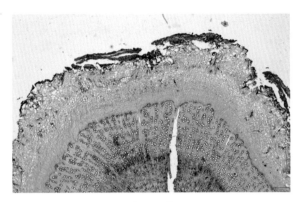

丢了棒(根)横切面

39. 独行千里 Dú Xíng Qiān Lǐ

本品为白花菜科植物独行千里 *Capparis acutifolia* Sweet 的干燥根及叶。活血散瘀,祛风止痛。

根 木栓层由10余列细胞组成,细胞类长方形。皮层薄壁细胞大小不一,淀粉粒众多。维管束外韧型。韧皮部细胞较小,与皮层界限不明显。形成层多不明显。木质部细胞排列紧密,细胞壁木化;导管单个散在或2至多个成群,有时可见内含棕色块;纤维较小。射线细胞宽1～3列,类长方形,径向延长。

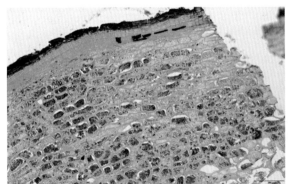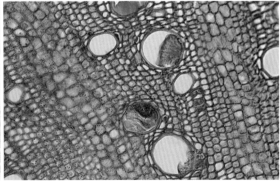

独行千里(根)横切面

F

40. 飞燕草（小草乌）Fēi Yàn Cǎo

本品为毛茛科植物翠雀 *Delphinium grandiflorum* L. 的干燥根或全草。祛风湿，止痛，杀虫止痒。

茎　表皮为1列细胞，排列紧密。紧贴表皮内侧的1列细胞排列紧密，细胞小。皮层极窄，为1～2列细胞。30～40个维管束环状排列，且维管束大小相间。髓射线宽3～6列细胞；髓部宽广，细胞大，排列疏松，有时中空。

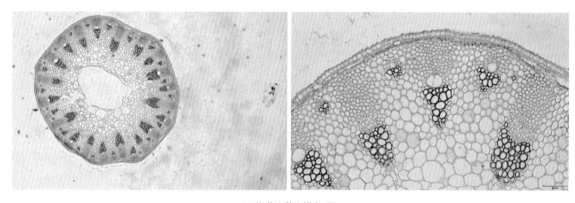

飞燕草（茎）横切面

41. 蜂斗菜 Fēng Dòu Cài

本品为菊科植物蜂斗菜 *Petasites japonicus* (Sieb. et Zucc.) Maxim. 的干燥全草或根茎。消肿，解毒，散瘀。

茎　表皮由1～2列整齐的长方形细胞组成，排列紧密。下皮由4～10列细胞组成，细胞小且致密，细胞壁略增厚。皮层占横切面1/3左右，细胞多呈不规则多边形。分泌道位于韧皮部外侧，由6～12个分泌细胞组成，分泌道内具黏液质。维管束双韧型，环列，形成层不明显，导管散在排列，具有纤维束。髓部较小，有时中空。

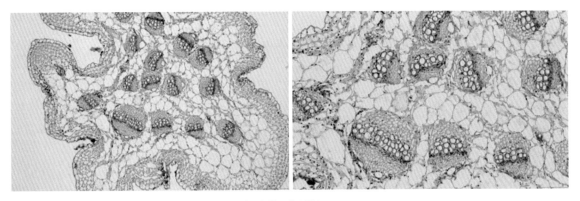

蜂斗菜(茎)横切面

　　叶　　上、下表皮细胞各1列,细胞呈扁小长方形,排列紧密,外被角质层。栅栏组织为1列柱状细胞,未通主脉;海绵组织细胞类圆形,其中分布有分泌道。主脉维管束为有限外韧型,木质部导管数个,放射状排列。

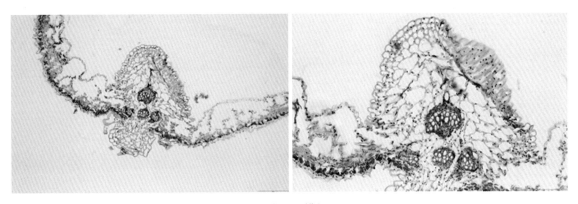

蜂斗菜(叶)横切面

　　根茎　　表皮由1～2列类方形细胞组成,细胞排列紧密且较小。皮层占横切面2/5左右,细胞类圆形。分泌道位于韧皮部外侧,由6～12个分泌细胞组成,分泌道内具黏液质。维管束为外韧型,排列成近环状。形成层明显。木质部中导管散在排列,具有少量纤维。髓部发达,由大型薄壁细胞构成,占横切面1/2。

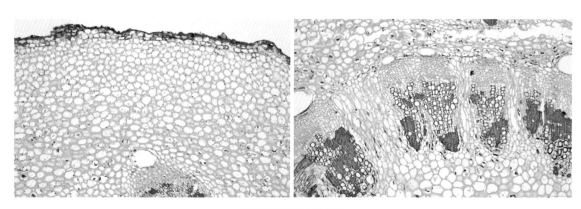

蜂斗菜(根茎)横切面

根　表皮由1～2列木栓化细胞组成,细胞排列紧密且较小。皮层宽广。内皮层明显可见。维管束外韧型,木质部发达。没有髓部。

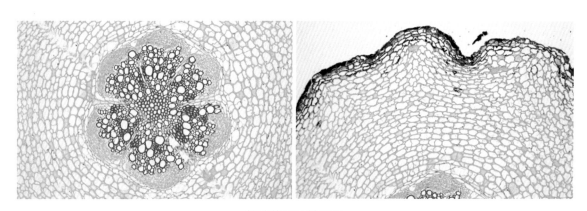

蜂斗菜(根)横切面

42. 甘遂 Gān Suí

本品为大戟科植物甘遂 *Euphorbia kansui* T. N. Liou ex S. B. Ho 的干燥块根。泻水逐饮,消肿散结。

块根 残存木栓层为数列木栓细胞。皮层狭窄,散有类圆形、类三角形、类方形、长方形或多角形的厚壁细胞,并有乳汁管。韧皮部宽阔,近形成层处筛管群较明显;有乳汁管。形成层成环。木质部导管单个散在或数个至10余个相聚,放射状排列;射线宽2～10余列细胞,亦有少数乳汁管分布。薄壁细胞含淀粉粒。

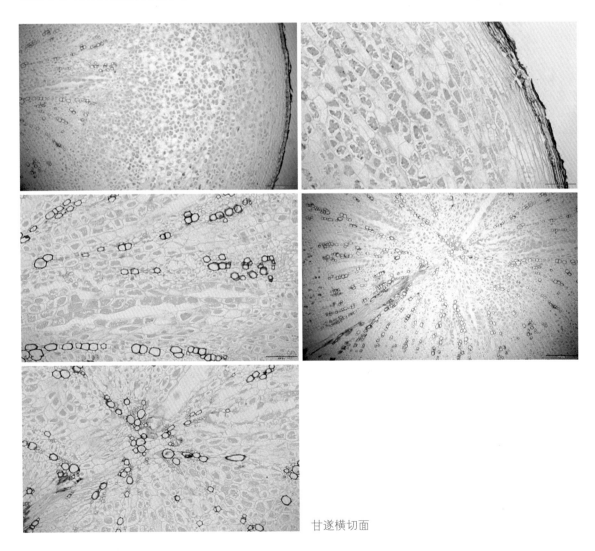

甘遂横切面

43. 钩吻 Gōu Wěn

本品为钩吻科植物钩吻 *Gelsemium elegans* (Gardn. et Champ.) Benth. 的干燥全株。祛风攻毒，散结消肿，止痛。

茎　嫩茎表皮细胞外壁明显，角质层增厚；较老的茎有木栓层。皮层较窄，散有纤维束。维管束双韧型，外侧韧皮部较内侧韧皮部宽。外侧韧皮部中有纤维束和石细胞单个或数个，或成群散在。木质部细胞均木化，导管单个或2列径向排列，射线宽5～6列细胞。内侧韧皮部有的细胞呈压缩状，并有厚壁性的纤维状石细胞散在；有的细胞含草酸钙簇晶或方晶。髓部薄壁细胞含草酸钙簇晶或方晶。

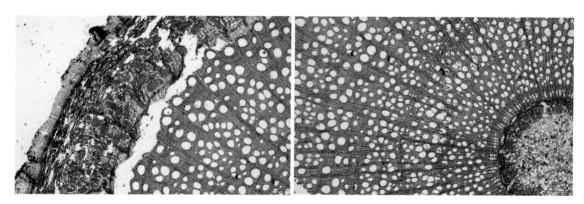

钩吻（茎）横切面

44. 关白附 Guān Bái Fù

本品为毛茛科黄花乌头 *Aconitum coreanum* (H. Lévl.) Rapaics 的干燥块根。祛风痰，逐寒湿。

块根　后生皮层为数列棕色、木栓化的细胞，皮层细胞多列，内皮层较明显。筛管群分布于导管群顶端。薄壁细胞内含有众多淀粉粒。

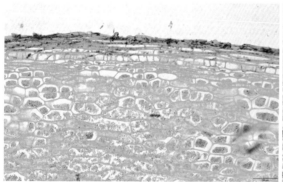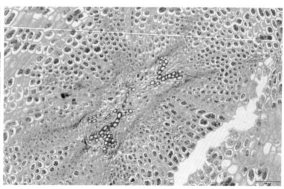

关白附横切面

45. 光慈菇 Guāng Cí Gū

　　本品为百合科植物老鸦瓣 *Amana edulis* (Miq.) Baker 的干燥鳞茎。清热解毒,散结消肿。

　　鳞茎　表皮为1列细胞。基本薄壁组织细胞内含大量淀粉粒。维管束小型,近于外侧,几乎排成一环,每束由1个导管组成。

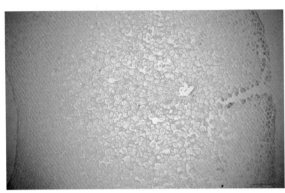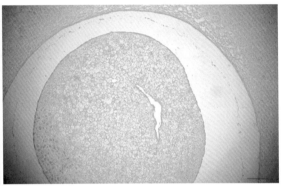

光慈姑横切面

46. 广东土牛膝 Guǎng Dōng Tǔ Niú Xī

　　本品为菊科植物多须公 *Eupatorium chinense* L. 的干燥根及叶。清热解毒,利咽化痰。

　　根　表皮细胞1列,外壁木化,稍增厚。皮层较宽广。维管束外韧型,韧皮部窄。形成层不明显。木射线宽2～6列细胞,多径向延长。木质部宽广,导管稀疏,常2～6个聚成一束,放射状排列。

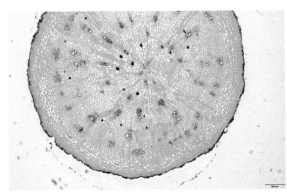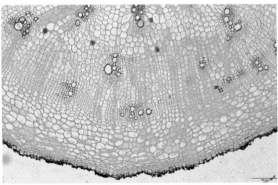

广东土牛膝(根)横切面

【附注】茎 木栓细胞多列,长方形,排列紧密。皮层较窄,细胞长圆形,排列较疏松。无限外韧型维管束。木质部宽广,木纤维发达;导管极稀疏,单列,辐射状排列。韧皮部不发达。髓部宽广,由薄壁细胞组成。

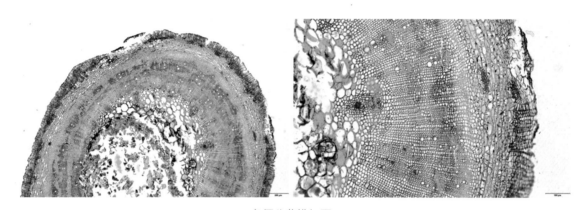

多须公茎横切面

47. 含羞草 Hán Xiū Cǎo

本品为豆科植物含羞草 *Mimosa pudica* L. 的干燥全草。清热利尿,化痰止咳,安神止痛。

茎　木栓细胞3~5列,外被落皮层。皮层窄,可见。韧皮部纤维束较多。形成层环状,波状弯曲,细胞2~3列。木质部占有较宽面积,由导管、木薄壁细胞、纤维构成,导管大多单列,放射状排列;射线不明显。髓部较大,由薄壁细胞组成,其外侧边缘与木质部交界处呈波状。

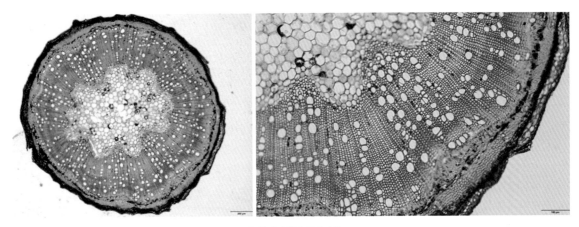

含羞草(茎)横切面

48. 鹤虱 Hè Shī

本品为菊科植物天名精 *Carpesium abrotanoides* L. 的干燥成熟果实。杀虫消积。

果实　外果皮细胞1列,均含草酸钙柱晶。中果皮薄壁细胞数列,棕色,细胞皱缩,界限不明显;棱线处有纤维束,由数十个纤维组成,纤维壁厚,木化。内果皮细胞1列,深棕色。种皮细胞扁平。内胚乳有残存;胚薄壁细胞充满糊粉粒及脂肪油滴,子叶最外层细胞尚含细小草酸钙结晶。

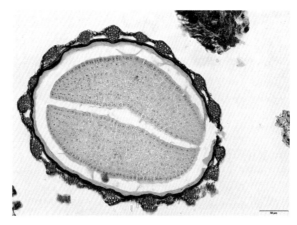

鹤虱横切面

49. 黑面叶 Hēi Miàn Yè

本品为叶下珠科植物黑面神 *Breynia fruticosa* (L.) Hook.f. 的干燥嫩枝叶。清热祛湿,活血解毒。

茎　木栓层由多层木栓化的细胞组成,细胞排列整齐、紧密。皮层狭窄。维管束为无限外韧型。韧皮部极不发达。木质部发达,导管宽1～2列,径向排列。髓部小,由薄壁细胞组成。

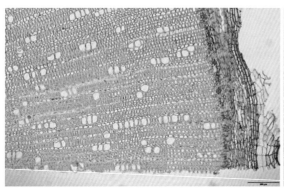
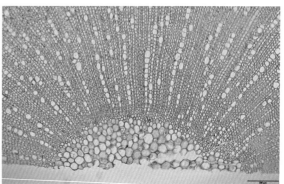

黑面树(茎)横切面

50. 红背山麻杆 Hóng Bèi Shān Má Gǎn

本品为大戟科植物红背山麻杆 *Alchornea trewioides* (Benth.) Muell. Arg. 的干燥根、叶。清热利湿,散瘀止血。

叶　上、下表皮各为1列细胞，上表皮细胞稍大，下表皮细胞稍小，有多数单细胞非腺毛。栅栏组织约占叶片切面的1/2，为1列排列紧密的细胞；海绵组织疏松。主脉上、下表皮内侧有数层厚角组织细胞。主脉维管束成环，双韧型。薄壁细胞含草酸钙簇晶。

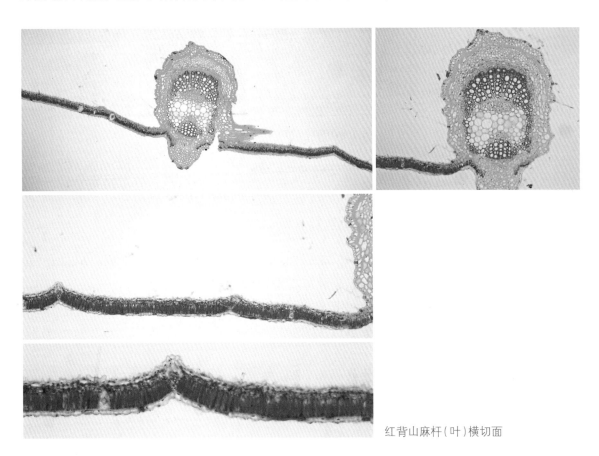

红背山麻杆（叶）横切面

根　木栓层由多层排列紧密的狭长形细胞组成。皮层狭窄。无限外韧型维管束。韧皮部狭小。形成层明显，成环。木质部宽广，约占整个横切面的3/4，导管辐射状排列，木射线明显。

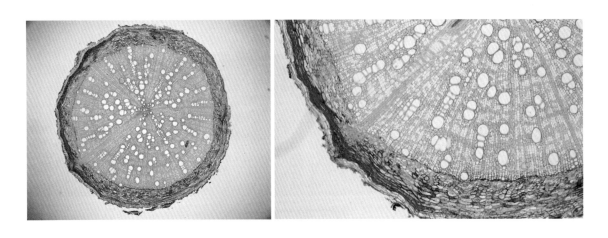

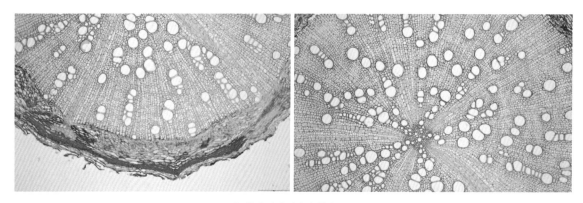

红背山麻杆（根）横切面

51. 虎掌草 Hǔ Zhǎng Cǎo

　　本品为毛茛科植物草玉梅*Anemone rivularis* Buch.-Ham.和小花草玉梅*Anemone rivularis* var. *flore-minore* Mayin.的干燥根。清热利湿，消肿止痛，舒肝利胆。

　　根　木栓层为数列细胞，棕黄色。皮层较窄，细胞中含黄棕色物。韧皮部宽广，筛管群径向排列。形成层成环，明显。木质部导管散列，射线宽广。

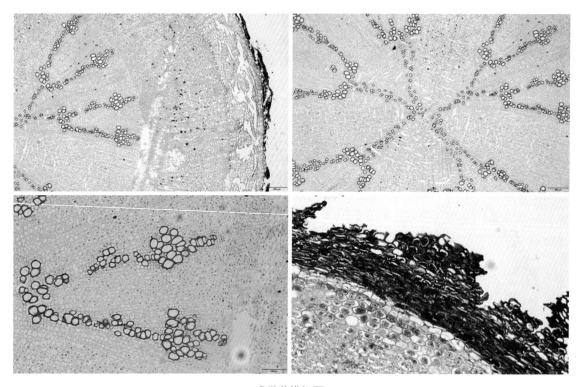

虎掌草横切面

52. 黄药子 Huáng Yào Zǐ

本品为薯蓣科植物黄独 *Dioscorea bulbifera* L.的干燥块茎。解毒消肿，化痰散结，凉血止血。

块茎　木栓细胞壁微木化，多层紧密排列，内侧石细胞断续排列成环。近外方的基本组织有分泌道。维管束外韧型，散在。黏液细胞多数，内含草酸钙针晶束。

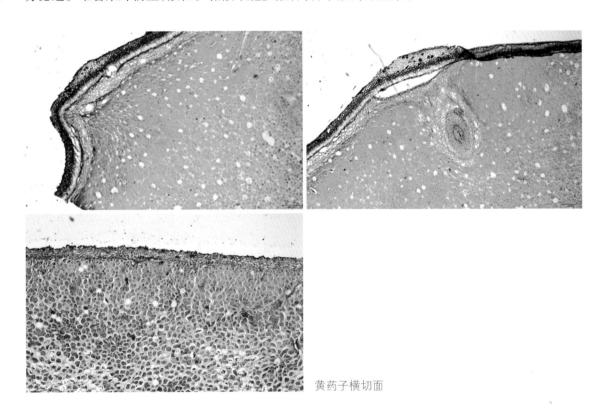

黄药子横切面

53. 回回蒜 Huí Huí Suàn

本品为毛茛科植物茴茴蒜 *Ranunculus chinensis* Bunge 的干燥全草。解毒退黄，截疟，定喘，镇痛。

果实　外果皮和中果皮细胞多边形，大小不一，壁较厚，排列较紧密，外被较厚的角质层。内果皮细胞较小，排列紧密。种皮棕黄色，由1列排列紧密的方形细胞组成。胚乳由薄壁细胞组成，内含营养物质。

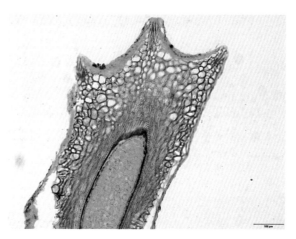

回回蒜（果实）横切面

54. 急性子 Jí Xìng Zi

 本品为凤仙花科植物凤仙花 *Impatiens balsamina* L.的干燥成熟种子。破血,软坚,消积。

 种子 外种皮外被腺毛及非腺毛。下皮层为1列细胞。色素层细胞含棕红色物质,外侧近下皮层处分布有大形薄壁细胞,内含草酸钙针晶束。内种皮为1列细胞,壁稍增厚。子叶薄壁细胞含淀粉粒及糊粉粒。

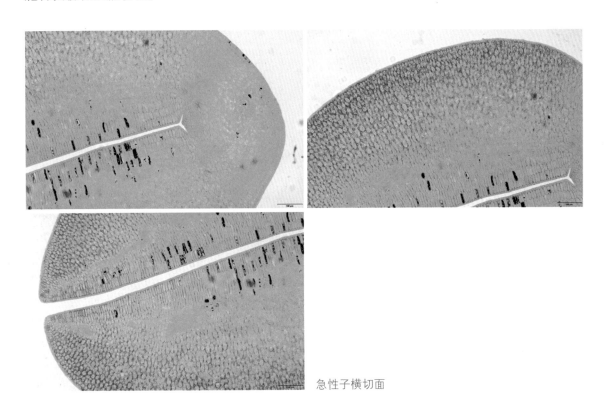

急性子横切面

55. 蒺藜 Jí Lí

 本品为蒺藜科植物蒺藜 *Tribulus terrestris* L.的干燥成熟果实。平肝解郁,活血祛风,明目,止痒。

　　果实　外果皮为1列细胞。中果皮较厚,靠近内果皮的1列细胞含有草酸钙方晶,形成结晶层。分果刺的部位有圆锥形纤维束,纤维壁极厚,木化。内果皮为纵横交错排列的纤维层。种皮细胞排列紧密,细胞壁增厚。子叶薄壁细胞内含有油滴。

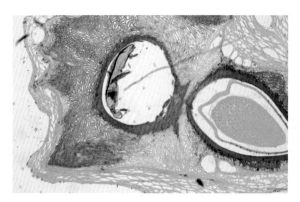
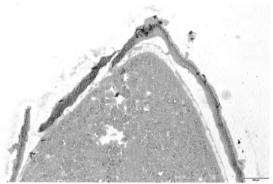

蒺藜横切面

56. 夹竹桃叶 *Jiá Zhú Táo Yè*

　　本品为夹竹桃科植物夹竹桃 *Nerium oleander* L.的干燥叶。强心利尿,祛痰定喘,镇痛,祛瘀止痛。

　　叶　复表皮为1～3列细胞。上表皮内方栅栏细胞2列,细胞较长,下表皮内方栅栏细胞1列,细胞较短。海绵组织细胞间隙较大。下表皮内方可见气孔窝。有的表皮细胞外壁延伸呈非腺毛状。主脉维管束双韧型。薄壁组织中散有乳管群。

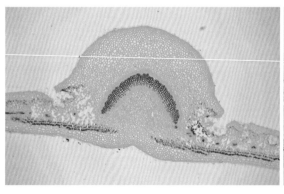
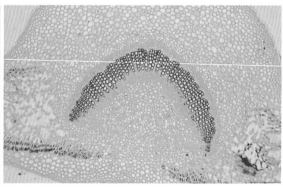

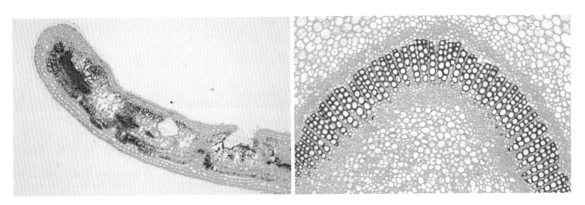

夹竹桃叶横切面

【附注】茎　木栓层由多列细胞组成,可见皮孔。皮层窄,细胞类圆形,排列疏松。皮层内侧有大量聚集的、大小不一的乳汁管。周韧型维管束。韧皮部窄,环状。木质部较阔,导管单列,辐射状排列。髓部约占横切面半径的1/2,薄壁细胞类圆形,大小不等。

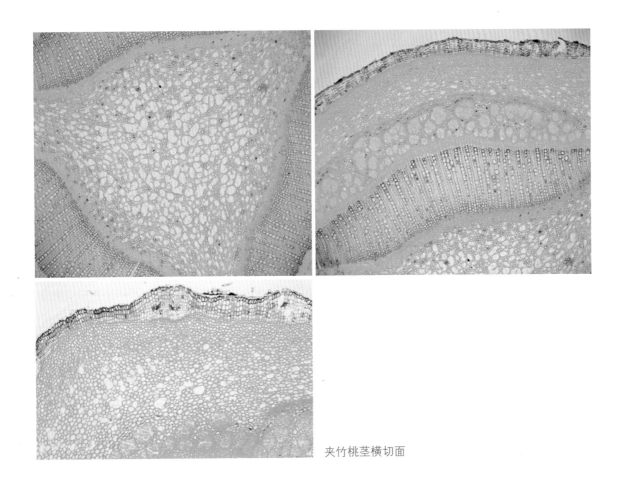

夹竹桃茎横切面

57. 浆包藤 Jiāng Bāo Téng

本品为夹竹桃科植物勐龙链珠藤 *Alyxia menglungensis* Tsiang et P. T. Li的干燥根和茎。清热，截疟。

茎 表皮细胞1列，扁平，偶有脱落。木栓层细胞数列，排列紧密。皮层较窄，皮层外侧有分泌细胞组成的环状结构。韧皮部狭小，由3～5列细胞构成。形成层可见，细胞小，排列紧密。木质部导管单列，辐射状排列。髓部中间有较大裂隙。

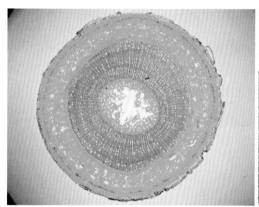
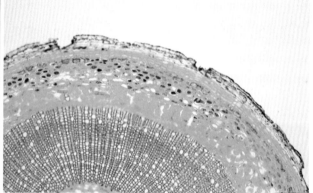

浆包藤（茎）横切面

58. 金不换 Jīn Bú Huàn

本品为防己科植物汝兰 *Stephania sinica* Diels的干燥块根。清热解毒，散瘀止痛。

块根 木栓化细胞多列，细胞类长方形。皮层狭窄，石细胞散在其中。韧皮部较宽广，散在筛管群，近形成层的细胞排列整齐。形成层明显，为2～4列类长方形细胞，切向延长。木质部导管较小且稀疏，多单列，略呈不连续的放射状排列。木薄壁细胞类多角形。

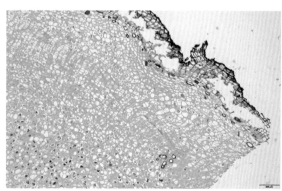
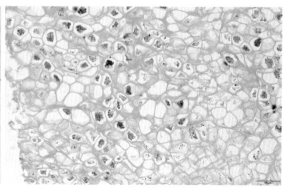

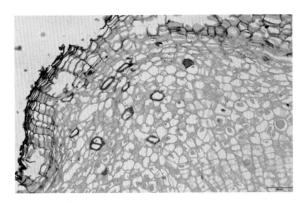

金不换横切面

59. 金沸草 Jīn Fèi Cǎo

本品为菊科植物条叶旋覆花(线叶旋覆花)*Inula linariifolia* Turcz.或旋覆花*Inula japonica* Thunb.的干燥地上部分。降气,消痰,行水。

茎 表皮由1层厚壁细胞组成,其内侧有厚角组织。皮层可见,约占整个横切面的1/5。韧皮部半月形,韧皮纤维靠近韧皮部外侧,发达,韧皮射线喇叭状。形成层环状,明显可见。木质部约占整个横切面的2/5,导管辐射状排列,木纤维发达。髓部发达,由大量排列疏松的薄壁细胞组成。

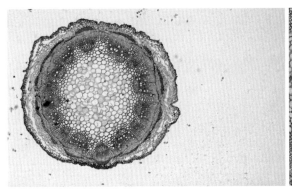
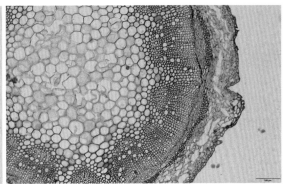

金沸草(茎)横切面

60. 金钮扣 Jīn Niǔ Kòu

本品为茄科植物刺天茄*Solanum violaceum* Ortega的干燥全草或果实。解毒消肿,散瘀止痛。

茎 表皮为1列长方形细胞,外被非腺毛。皮层窄,其内散在分泌腔。内皮层细胞1列,凯氏点明显。维管束环状排列。韧皮部狭窄,木质部发达,导管常单列,辐射状排列。无束间形成层。木射线明显。中央具较大的髓部,由大型薄壁细胞组成,有时破裂呈空洞状。

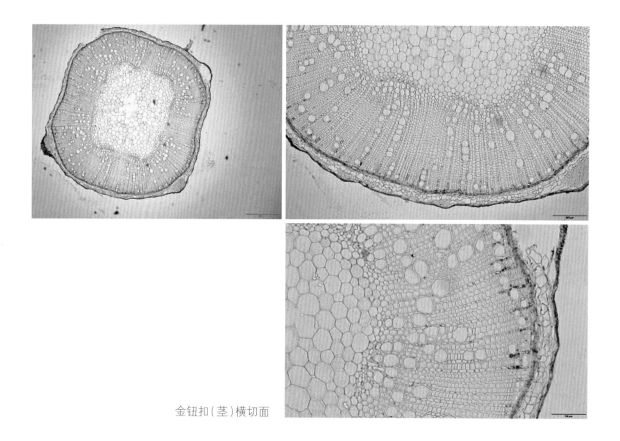

金钮扣（茎）横切面

叶　上、下表皮均为1列细胞，细胞类方形，可见非腺毛及气孔。栅栏组织细胞较小，1～2列，长条形，排列紧密；海绵组织细胞类圆形，排列稀疏。主脉维管束外韧型，常3束，韧皮部狭窄，导管成行排列。

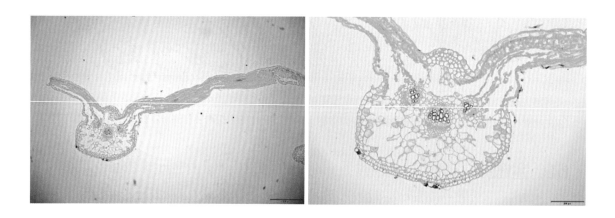

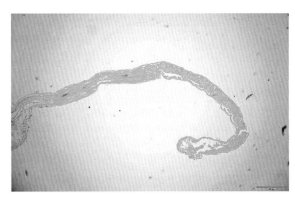

金钮扣(叶)横切面

61. 金钱草 Jīn Qián Cǎo

　　本品为报春花科植物过路黄 *Lysimachia christinae* Hance 的干燥全草。利湿退黄，利尿通淋，解毒消肿。

　　茎　表皮细胞外被角质层，有时可见腺毛，头部单细胞，柄1～2细胞。栓内层宽广，细胞中有的含红棕色分泌物；分泌道散在，周围分泌细胞5～10个，内含红棕色块状分泌物；内皮层明显。中柱鞘纤维断续排列成环，壁微木化。韧皮部狭窄。形成层不明显。木质部连接成环。髓常成空腔。

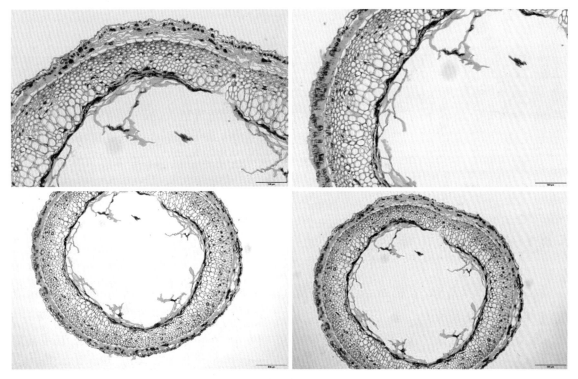

金钱草(茎)横切面

62. 金丝矮陀陀 Jīn Sī ǎi Tuó Tuó

本品为黄杨科植物板凳果 *Pachysandra axillaris* Franch. 的干燥全株。祛风除湿,活血止痛。

叶　上、下表皮均由1层排列紧密的细胞组成。表皮外侧有角质层。上表皮下方有1列近方形的薄壁细胞组成栅栏组织,海绵组织占有较大面积,其在横切面上的宽度约为栅栏组织的3倍,细胞排列疏松,细胞间隙大。主脉维管束中木质部半圆形,靠近上表皮,其下侧为韧皮部,靠近下表皮,维管束上、下两侧均具有较发达的厚角组织。

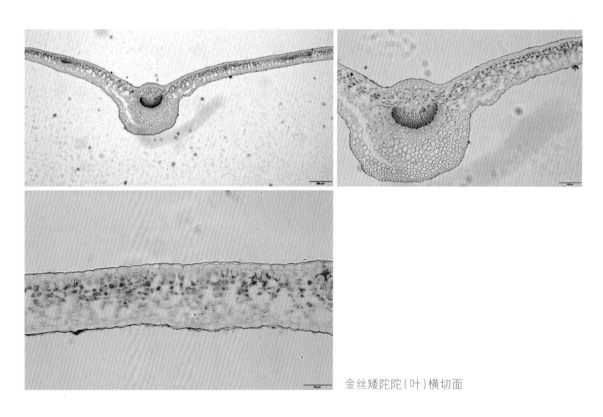

金丝矮陀陀(叶)横切面

63. 金铁锁 Jīn Tiě Suǒ

本品为石竹科植物金铁锁 *Psammosilene tunicoides* W. C. Wu et C. Y. Wu 的干燥根。祛风除湿,散瘀止痛,解毒消肿。

根　最外层为木栓层,由4～6列细胞组成。皮层由4～5列细胞组成,细胞较大。韧皮部宽广,韧皮射线细胞排列整齐且明显。形成层较明显。木质部宽广,导管单个或成群,常纵列成串,木质部束17～19个,与木射线相间排列呈放射状。

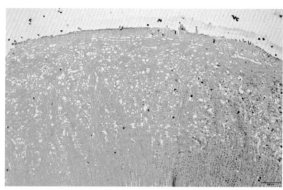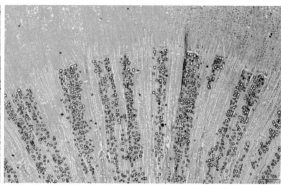

金铁锁横切面

64. 金线草 Jīn Xiàn Cǎo

本品为蓼科植物金线草 *Persicaria filiformis* (Thunb.) Nakai 和短毛金线草 *Persicaria neofiliormis* (Nakai) Ohki 的干燥全草。凉血止血，祛瘀止痛。

茎　　最外侧为表皮。皮层极窄。韧皮纤维较发达，呈凹凸不平的环状。形成层成环。木质部占较大面积，导管稀疏，常1～3列聚成一束，由内向外呈发散状排列，木纤维发达。髓部约占整个横切面的2/3，由薄壁细胞组成，其内可见草酸钙簇晶。

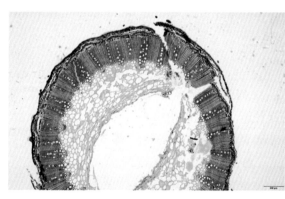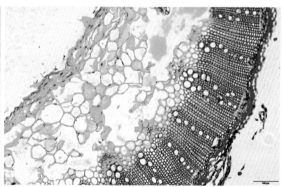

金线草（茎）横切面

65. 金腰带（滇瑞香）Jīn Yāo Dài

本品为瑞香科植物尖瓣瑞香 *Daphne acutiloba* Rehd. 的干燥全株。祛风除湿，活络行气止痛。

　　根　木栓层由多层续断的木栓化细胞组成，细胞排列整齐、紧密。皮层发达，约占整个横切面的1/2以上。无限外韧型维管束，韧皮部不发达。木质部导管常单列，径向排列。射线明显。

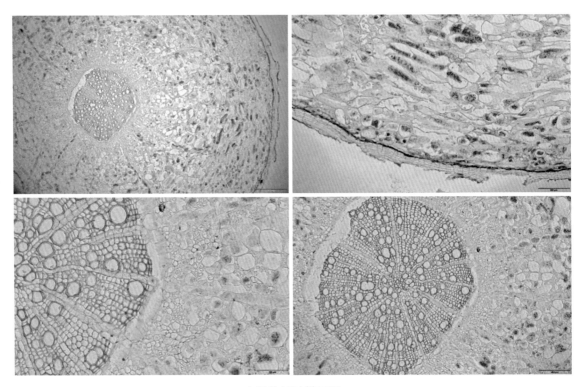

金腰带（根）横切面

　　根茎　表皮细胞1层，排列紧密。皮层较发达，细胞排列疏松。维管束环状排列，韧皮纤维较发达。有时可见根迹维管束或叶迹维管束。髓部发达，由薄壁细胞组成。

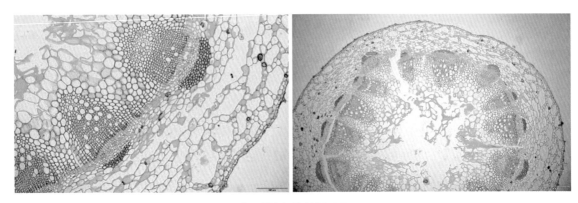

金腰带（根茎）横切面

66. 京大戟 Jīng Dà Jǐ

本品为大戟科植物大戟 *Euphorbia pekinensis* Rupr. 的干燥根。泻水逐饮，消肿散结。

根 木栓层由10余列木栓细胞组成。皮层狭窄。韧皮部散有多数乳汁管。形成层成环。木质部宽广，占根的大部分，导管大多径向排列，其旁散有单个或成束的非木化纤维。

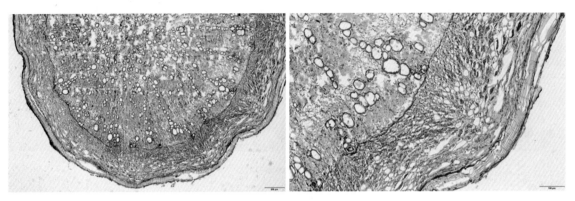

京大戟横切面

67. 九里香 Jiǔ Lǐ Xiāng

本品为芸香科植物九里香 *Murraya exotica* L. 和千里香 *Murraya paniculata* (L.) Jack 的干燥叶和带叶嫩枝。行气止痛，活血散瘀。

叶 上、下表皮细胞各1列，长方形，其上可见单细胞非腺毛。叶肉组织不等面型，栅栏组织2～3列，不通过中脉。主脉维管束双韧型，其上、下两侧有纤维群，木化。叶肉组织含众多草酸钙簇晶，有时可见方晶。油室多数，圆形，内含黄色油滴。

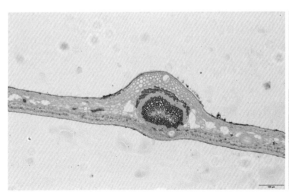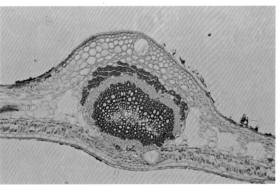

九里香(叶)横切面

茎　表皮由1层排列紧密的细胞组成,外侧具角质层,内侧具较发达的厚角组织。皮层薄壁细胞排列疏松,细胞间隙大,具油室。韧皮部外侧韧皮纤维束环状排列。木质部较发达,呈连续的环状,导管单列,略呈方形,常由内向外发散状排列。髓部薄壁细胞大,多边形或近圆形。

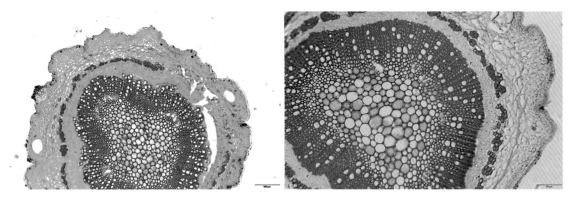

九里香(茎)横切面

68. 酒饼叶 Jiǔ Bǐng Yè

本品为番荔枝科植物假鹰爪 Desmos chinensis Lour. 的干燥叶。祛风利湿,化瘀止痛,健脾和胃,截疟杀虫。

叶　上、下表皮细胞1列,可见气孔。栅栏组织细胞1～2列,上列为长柱状,下列为短柱状,不通过中脉。海绵组织排列疏松,细胞中常含草酸钙簇晶。分泌细胞类圆形,分布于主脉薄壁细胞组织和叶肉组织中,较周围的薄壁细胞大。中脉维管束外韧型,类圆形,维管束外围具有纤维,包围成半环状。叶的中脉具有髓部。

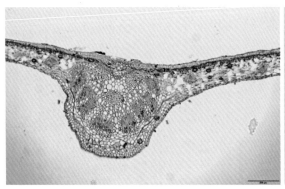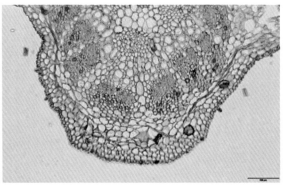

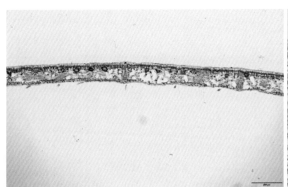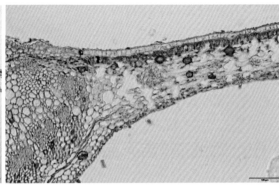

酒饼叶横切面

69. 喀西茄(苦天茄) Kā Xī Qié

本品为茄科喀西茄 *Solanum aculeatissimum* Jacq. 的干燥果实。祛风止痛,清热解毒。

果实 果皮表皮细胞红色,1列,细胞壁极厚,其外被大量角质层。外种皮细胞1列,细胞较小,可见草酸钙晶体。中种皮和内中皮界限不明显,由多列细胞组成,细胞排列疏松。胚乳长肾形,胚乳细胞个小,内含营养物质。

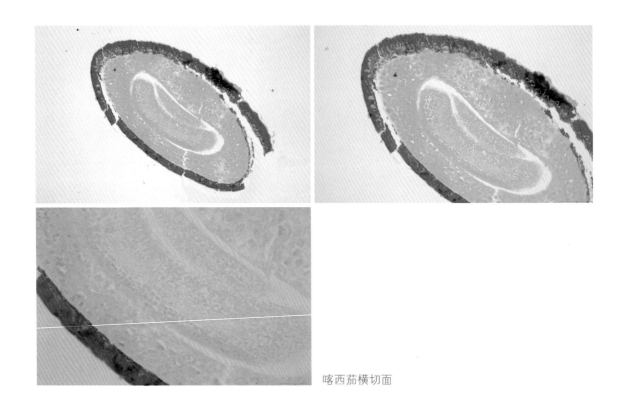

喀西茄横切面

【附注】**茎** 木栓细胞1~2列。皮层宽广,偶有裂隙。韧皮部主要由薄壁细胞组成。形成层明显,环微波状弯曲。木质部宽广,导管宽1~2列,放射状排列。木射线宽1~3列,明显可见。

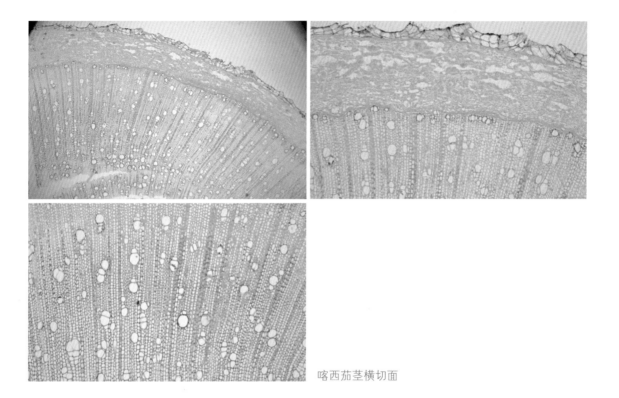

喀西茄茎横切面

70. 苦豆子 Kǔ Dòu Zǐ

本品为豆科植物苦豆子 *Sophora alopecuroides* L. 的干燥种子。清热燥湿，止痛，杀虫。

种子　外种皮有1层明显的栅状细胞，内种皮可见，由薄壁细胞组成。胚乳细胞为薄壁细胞，棕褐色，含大量营养物质。

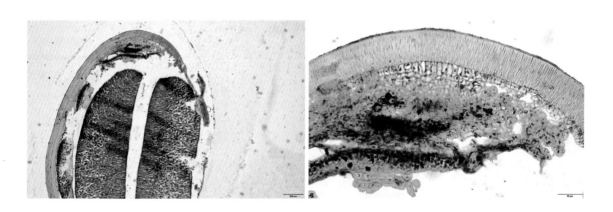

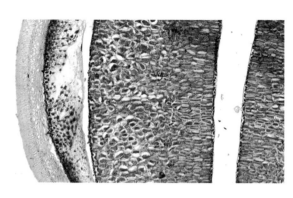

苦豆子横切面

71. 苦楝皮 Kǔ Liàn Pí

本品为楝科植物川楝*Melia toosendan* Sieb. et Zucc.或楝*Melia azedarach* L.的干燥树皮和根皮。杀虫，疗癣。

干皮　外侧有3～4条木栓组织层带。木栓层常已深入到韧皮部。老皮多已不见皮层。韧皮部有切向延长的纤维束，与薄壁组织相间排列成层；纤维束周围的薄壁细胞中含草酸钙方晶，形成晶鞘纤维；纤维壁厚，木化。初生射线喇叭形，开口处的细胞常含有草酸钙簇晶。薄壁细胞中含淀粉粒。

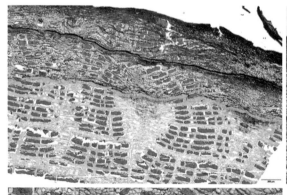

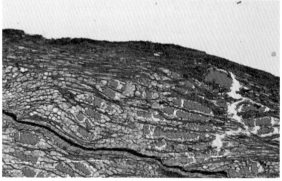

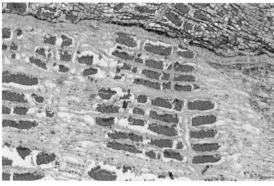

苦楝皮（干皮）横切面

72. 苦木 Kǔ Mù

本品为苦木科植物苦木*Picrasma quassioides* (D. Don) Benn.的干燥枝和叶。清热解毒，祛湿。

茎　最外为木栓层，由多层排列紧密的木栓化细胞组成；木栓形成层可见，常为1～2层薄壁细胞；栓内层有纤维，单个或2～20个成束散在，石细胞单个或成群分布。韧皮部有许多纤维束切向排列成层状，纤维壁薄，弱木化。木质部由导管、木纤维及木细胞组成，均木化，年轮明显。木射线常为1～2列细胞。髓部不发达。

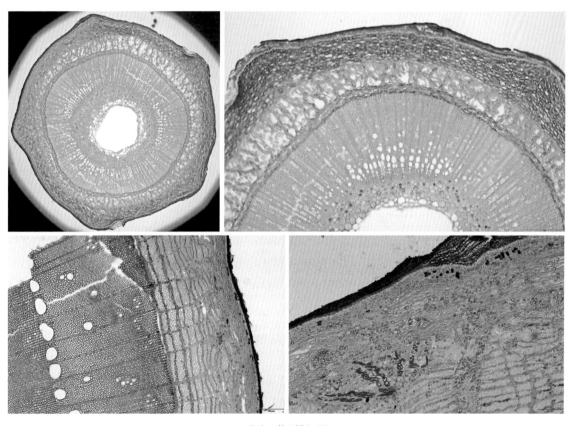

苦木（茎）横切面

叶　上、下表皮下各为1列细胞，细胞个小，排列紧密。栅栏细胞由1～2列长椭圆形的细胞组成；海绵组织细胞较小，排列疏松，占叶肉小部分。主脉维管束外韧型，呈阔"U"形，木质部导管单列，放射状排列。主脉处上、下表皮内侧均有发达的厚角组织。

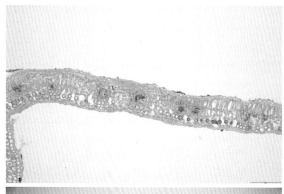
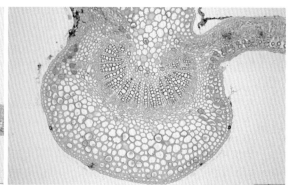
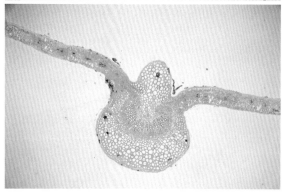

苦木(叶)横切面

73. 苦杏仁 Kǔ Xìng Rén

本品为蔷薇科植物山杏(野杏)*Prunus armeniaca* L. var. *ansu* Maxim.、西伯利亚杏(山杏)*Prunus sibirica* L.、东北杏 *Prunus mandshurica* (Maxim.) Koehne 或杏 *Prunus armeniaca* L.的干燥成熟种子。降气止咳平喘,润肠通便。

杏仁　外种皮细胞1列,散有长圆形、卵圆形,偶有贝壳形及顶端平截呈梯形的黄色石细胞,上半部凸出于表面,下半部埋在薄壁细胞中。埋在薄壁组织部分壁较薄,纹孔及孔沟较多;突出部分壁较厚,纹孔较少或无。种皮下方为细胞皱缩的营养层,有细小维管束。内种皮细胞1列,含黄色物质。外胚乳为数列颓废的薄壁细胞。内胚乳为1列长方形细胞,内含糊粉粒及脂肪油。

野杏仁　种皮表面石细胞单个或2～5个(或更多)散在于种皮薄壁细胞中,石细胞呈类圆形、多角形、类多角形或棱形,纹孔大而密;侧面观呈贝壳形、类圆形、卵圆形、类方形、类多角形或棱形,突出于表皮层的部分呈半月形、弓形或圆拱形,约占高度的一半,色较淡,层纹及纹明显,底部层纹无或极少,纹孔密。

山杏仁　石细胞表面观较宽扁,类圆形、卵圆形、类多角形、类方形,纹孔大而密;侧面观多为宽贝壳形、类圆形或扁棱形,少见长圆形或卵圆形。

　　东北杏仁　种皮表面石细胞多为较高的长贝壳形，顶端较小，向基部渐宽大，纹孔及孔沟均细密。内种皮细胞1列，含棕红色物质。外胚乳为数列薄壁细胞。内胚乳为1列长方形细胞，内含糊粉粒及脂肪油。

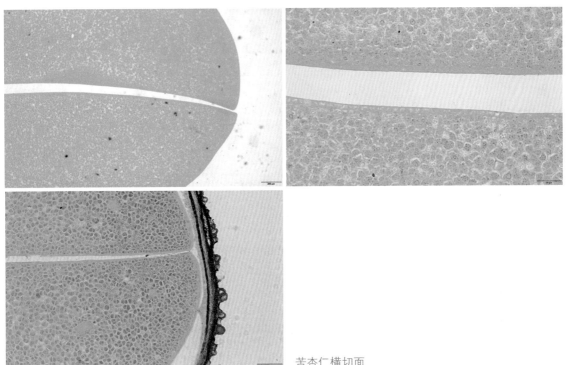

苦杏仁横切面

74. 老蜗生 Lǎo Wō Shēng

本品为豆科植物天蓝苜蓿*Medicago lupulina* L. 的干燥全草。清热利湿,舒筋活络,止咳平喘,凉血解毒。

茎　表皮细胞1列,表皮内侧有较发达的厚角组织。皮层较窄,外侧皮层分布有纤维束,呈环状。韧皮部不发达,略呈半月形。形成层可见。木质部环状,内侧导管较大。髓部约占整个横切面的1/2,均由薄壁细胞组成。

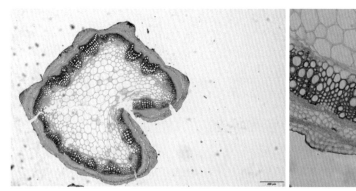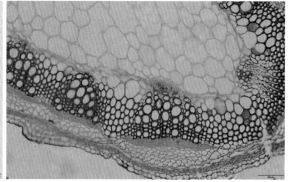

老蜗生（茎）横切面

75. 了哥王 Le Gē Wáng

本品为瑞香科植物了哥王*Wikstroemia indica* (L.) C. A. Mey. 的干燥茎叶。清热解毒,化痰散结,消肿止痛。

茎　木栓层为数列细胞,木栓形成层为1～2列细胞。皮层较窄。韧皮部窄。形成层明显。木质部宽广,年轮清晰可见,导管常单列,由内向外发散状排列,木射线常为1～2列细胞。髓部压缩成极小的类圆形。

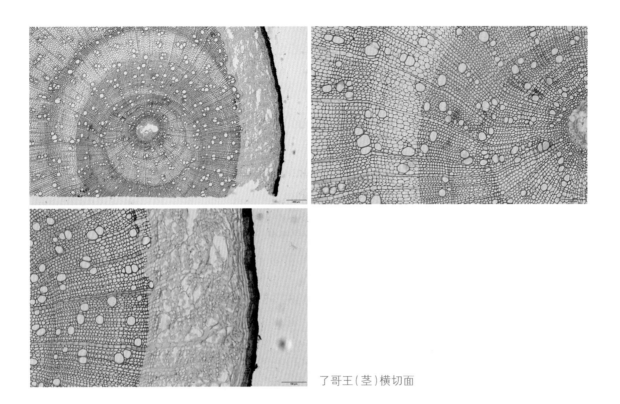

了哥王（茎）横切面

叶　上、下表皮细胞均1列。叶肉组织两面型,栅栏组织为1列细胞,细胞类方形或类长方形,海绵组织疏松。主脉维管束外韧型,近半圆形。

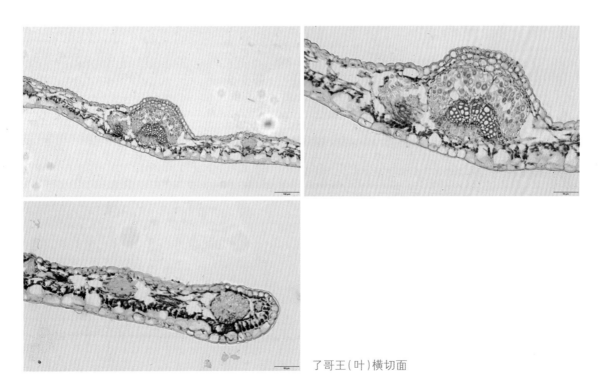

了哥王（叶）横切面

76. 雷公藤 Léi Gōng Téng

本品为卫矛科植物雷公藤 *Triptergium wilfordii* Hook. f. 的干燥根、叶、花或果实。祛风除湿，活血通络，消肿止痛，杀虫解毒。

根　木栓层为数十列木栓细胞组成，有的细胞内含红棕色或黄棕色物质。皮层界限不甚明显。韧皮部有众多分泌细胞，内含黄棕色物质。形成层环明显。木质部导管多单个径向排列，木纤维常成束分布；木薄壁细胞壁较厚，内含淀粉粒；木射线细胞1～6列，其旁常有1至多列木纤维，有的纤维含淀粉粒。

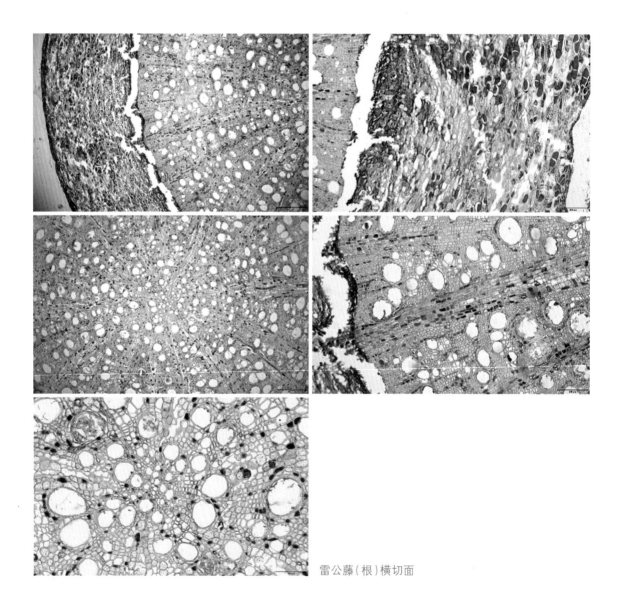

雷公藤（根）横切面

77. 藜芦 Lí Lú

　　本品为百合科植物藜芦 *Veratrum nigrum* L.的干燥全草。涌吐风痰,杀虫。

　　根　表皮为1列长方形细胞,壁木化增厚。外皮层细胞1～2列,细胞较小,排列整齐,皮层宽广,内皮层细胞环明显。中柱甚小,中柱鞘为1～2列薄壁细胞。维管束辐射型,韧皮部束9～13个,与木质部束交互排列,木质部束中导管口径由内而外逐渐减小。髓部薄壁细胞类圆形。

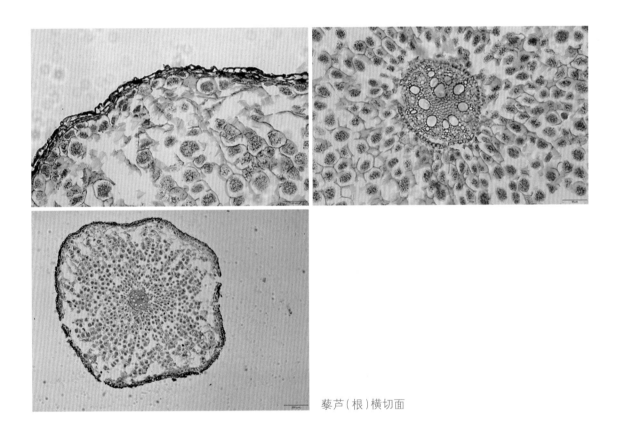

藜芦(根)横切面

78. 两面针 Liǎng Miàn Zhēn

　　本品为芸香科植物两面针 *Zanthoxylum nitidum*(Roxb.)DC.的干燥根。行气止痛,活血化瘀,祛风通络。

　　根　木栓细胞10余列至数十列,切向延长,稍向内弯。皮层较窄,石细胞多,分布有少量长圆形或椭圆形的分泌细胞,薄壁细胞含草酸钙方晶。韧皮部石细胞众多,常数个至10余个成群排列成断续的环带, 有的石细胞内含方晶, 纤维数个至 10 余个相聚成束。木质部导管众多, 有时内含黄色物质, 射线细胞宽 1~3 列。

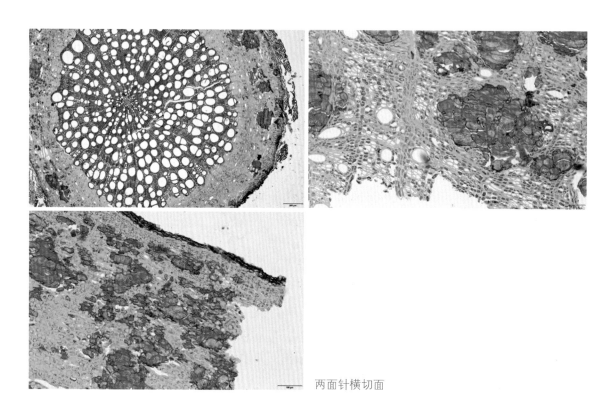

两面针横切面

　　【附注】茎　木栓细胞 10 余层。皮层较宽, 分布有少量长圆形或椭圆形的分泌细胞。韧皮部窄, 分泌细胞可见。木质部宽广, 导管稀疏, 常 2~5 个成束, 射线细胞宽 1~2 列。髓部较小, 均由薄壁细胞组成。

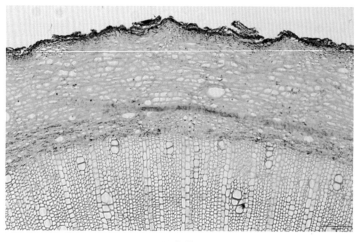

两面针茎横切面

79. 两头尖 Liǎng Tóu Jiān

　　本品为毛茛科植物多被银莲花 *Anemone raddeana* Regel 的干燥根茎。祛风湿,消痈肿。

　　根茎　表皮细胞1列,切向延长,外壁增厚。皮层由10余列类圆形薄壁细胞构成。维管束外韧型,10余个排成环状。韧皮部细胞皱缩,木质部导管6～24个,形成层不明显,射线宽阔。髓部较大,为类圆形薄壁细胞构成。薄壁细胞充满淀粉粒。

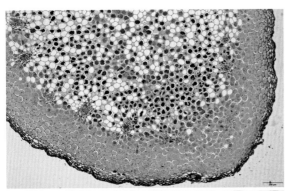 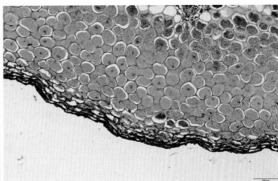

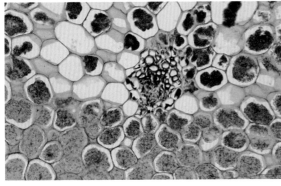

两头尖横切面

80. 亮叶猴耳环 Liàng Yè Hóu ěr Huán

　　本品为豆科植物亮叶猴耳环 *Archidendron lucidum* (Benth.) I. C. Nielsen 的干燥枝叶。祛风消肿,凉血解毒,收敛生肌。

　　叶　上表皮细胞1列,类方形或略切向延长。下表皮细胞细小,角质状增厚。栅栏组织细胞1列,长条形,不通过中脉,栅栏组织较窄;海绵组织较发达,细胞排列疏松。主脉维管束外韧型,多个,排列成"U"字形。

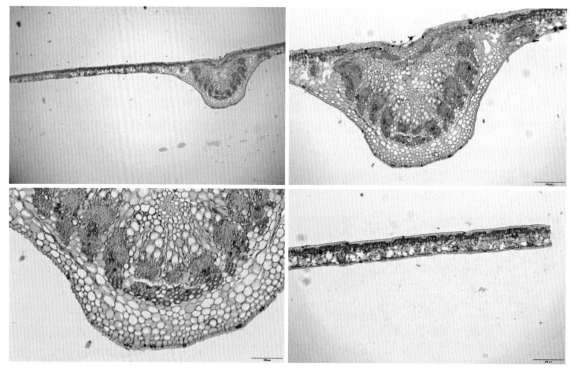

亮叶猴耳环（叶）横切面

81. 铃兰 Líng Lán

本品为百合科植物铃兰 *Convallaria majalis* L. 的干燥全草。强心, 利尿。

 叶 上、下表皮细胞各1列, 无角质层, 无表皮毛, 上表皮细胞类方形或类圆形, 下表皮细胞类长方形或类扁圆形, 气孔多。叶肉无栅栏组织和海绵组织的明显分化。主脉维管束发达, 为有限外韧型, 维管束上、下两侧可见厚壁组织。木质部导管无规则排列, 韧皮部由小型薄壁细胞组成, 排列紧密。侧脉有小型维管束。

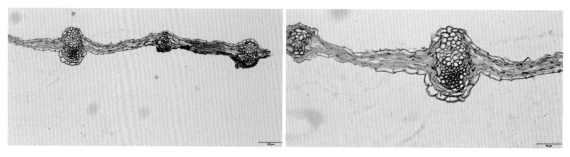

铃兰（叶）横切面

82. 龙骨风（飞天蟒蟒）Lóng Gǔ Fēng

　　本品为桫椤科植物桫椤 *Alsophila spinulosa* (Wall. ex Hook.) R. M. Tryon 的干燥茎。祛风除湿，活血通络，止咳平喘，清热解毒，杀虫。

　　茎　表皮细胞棕色，壁薄。基本组织中散有分体中柱，可见黏液细胞及叶迹维管束。分体中柱围以内皮层，厚壁细胞环带，维管束周韧型。黏液细胞类圆形或椭圆形，薄壁细胞含少数淀粉粒。

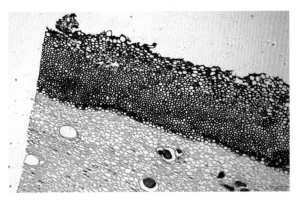

龙骨风横切面

83. 龙葵 Lóng Kuí

　　本品为茄科植物龙葵 *Solanum nigrum* L. 的干燥全草。清热解毒，利水消肿，利尿通淋。

　　茎　表皮细胞1列，具有毛茸。皮层由2～3列厚角组织细胞和大型薄壁细胞组成。中柱鞘纤维椭圆形，断续分散在皮层和韧皮部之间。双韧型初生维管束多个，环状排列。髓部宽广，常中空。

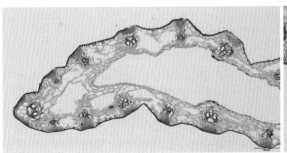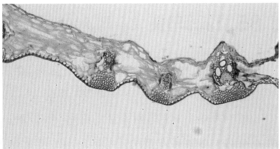

龙葵（茎）横切面

84. 龙芽楤木（刺龙牙）Lóng Yá Cōng Mù

　　本品为五加科植物楤木 *Aralia elata* (Miq.) Seem. 的干燥根皮和树皮。益气补肾，祛风利湿，活血止痛。

　　茎皮　木栓层细胞10余列至几十列。皮层较宽，圆形、椭圆形分泌腔散布；石细胞单个或成群分布在薄壁细胞中。韧皮部中分泌腔分布密集，石细胞成群。

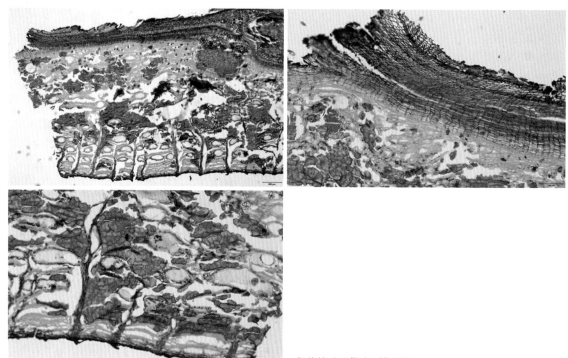

龙芽楤木（茎皮）横切面

85. 露蕊乌头 Lù Ruǐ Wū Tóu

　　本品为毛茛科植物露蕊乌头 *Gymnaconitum gymnandrum* (Maxim.) Wei Wang & Z. D. Chen 的干燥全草。祛风湿，温中祛寒，止痛，杀虫。

　　根　表皮为1层排列紧密的细胞，壁较薄。皮层较宽，细胞排列疏松。韧皮部宽广，韧皮纤维不发达。木质部占整个横切面的1/2，导管常1～4列聚成一束，由内而外辐射状排列，中部导管口径较大，内、外两侧导管口径较小。

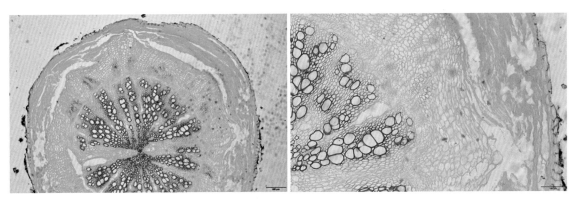

露蕊乌头（根）横切面

叶　表皮细胞1列，上、下表皮均有气孔，下表皮非腺毛可见。栅栏组织为2～3列细胞，细胞略呈长圆形。海绵组织细胞疏松。主脉维管束外韧型，呈"V"形排列。

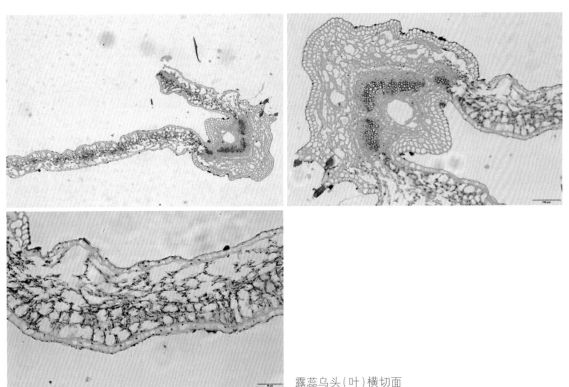

露蕊乌头（叶）横切面

茎　表皮细胞1列，外被角质层。皮层细胞数列，棱角处有厚角组织。无限外韧维管束环状排列。韧皮部外侧韧皮纤维极发达，成束存在。木质部较发达，半月形，木射线细胞近10列。髓部薄壁细胞排列疏松。

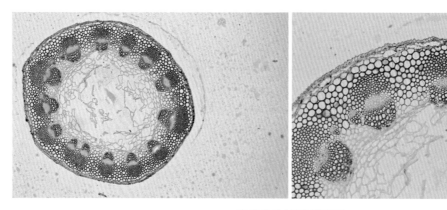

露蕊乌头（茎）横切面

　　根茎　木栓层常为1～2列细胞。皮层较窄。维管束为外韧型，环列。束间形成层明显。木质部导管发达，宽1～4列。髓部小，均为薄壁细胞。

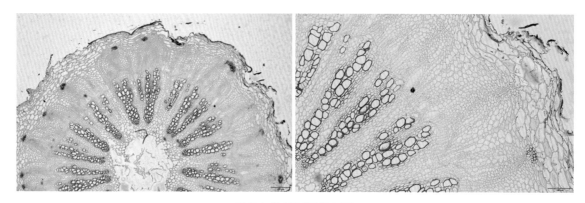

露蕊乌头（根茎）横切面

86. 络石藤 Luò Shí Téng

　　本品为夹竹桃科植物络石 *Trachelospermum jasminoides* (Lindl.) Lem. 的干燥带叶藤茎。祛风通络，凉血消肿。

　　藤茎　木栓层为数列棕红色木栓细胞；表面可见单细胞非腺毛，壁厚，具壁疣。木栓层内侧为石细胞环带。皮层狭窄。外韧型维管束。韧皮部薄，环状。形成层明显，环状。木质部发达，约占整个横切面的一半，导管多个，呈发射状排列；射线明显。髓部可见，常破裂。

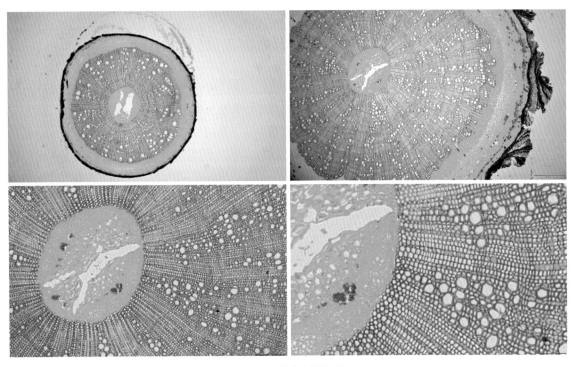

络石藤（藤茎）横切面

叶　上、下表皮各1列，下表皮有气孔和非腺毛。栅栏组织细胞2～3列，穿过主脉。主脉维管束双韧型，浅槽状。韧皮部外侧有纤维群，以下方为多。薄壁组织中有乳汁管和草酸钙结晶。

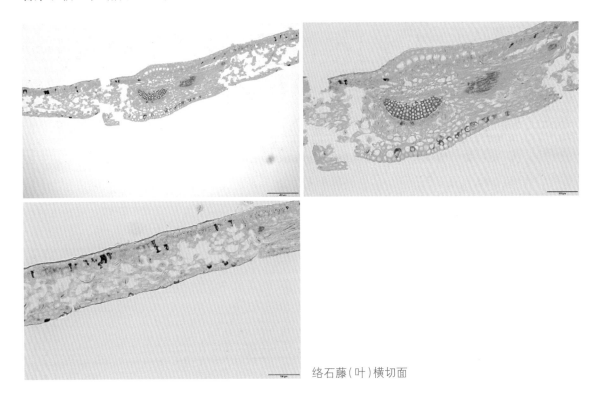

络石藤（叶）横切面

87. 骆驼蓬 Luò Tuo Péng

本品为蒺藜科植物骆驼蓬 *Peganum harmala* L. 的干燥地上部分及种子。宣肺止咳。

种子　外种皮表皮细胞 1 列，为巨细胞层，黄棕色，切线向延长，细胞壁较厚，内壁有小刺状突起。其下为多列类圆形、多角形或不规则形的薄壁细胞，一端可见维管束 1 个，内层为 1 列栅状细胞，黄棕色。内种皮细胞 1 列，黄棕色。胚乳约为 5～6 列细胞。子叶细胞径向延长，内侧细胞多角形、类圆形。胚乳细胞和子叶细胞含丰富的脂肪油和糊粉粒。

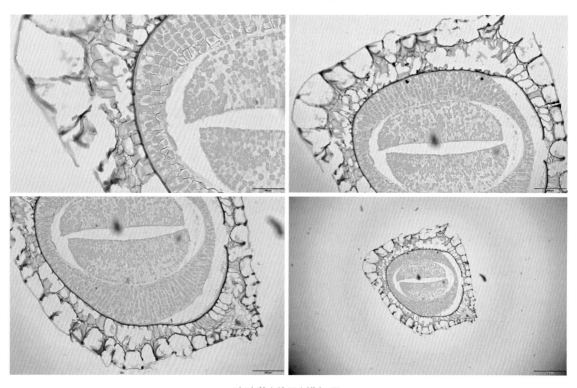

骆驼蓬（种子）横切面

M

88. 麻叶荨麻 Má Yè Qián Má

本品为荨麻科植物麻叶荨麻 *Urtica cannabina* L. 的干燥全草。祛风,活血,止痛。

茎　四棱形。表皮为1层排列整齐的类方形或长方形细胞,外壁增厚,被角质层,有少数腺毛和非腺毛。表皮细胞内侧有1～4列厚角细胞,环状排列,在四个棱脊处稍厚。皮层薄壁细胞含大量碳酸钙钟乳体和草酸钙簇晶。外韧型维管束在四棱角处发达,每个棱角处有3～5个维管束。束中形成层明显,由2～3列排列紧密的细胞组成,束间形成层不明显。韧皮部窄小,外侧有半月形纤维束。木质部导管、木纤维发达。射线薄壁细胞1～3列。髓宽广,形成髓腔。草酸钙簇晶大量存在于皮层和髓部的薄壁细胞。钟乳体多见于皮层薄壁细胞中。

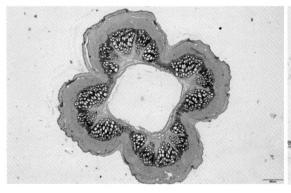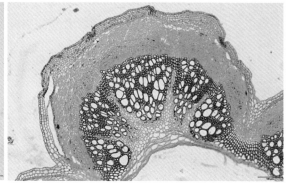

麻叶荨麻(茎)横切面

叶　上、下表皮均为1列类方形或长方形细胞,外被角质层,下表皮细胞稍小,可见气孔。表皮密被大量腺毛,尤以下表皮多见。主脉的上、下表皮内侧均有厚角组织。主脉维管束为外韧型。韧皮部外侧可见大量异细胞,内含碳酸钙钟乳体和草酸钙簇晶。栅栏组织位于上表皮内侧,海绵组织较疏松。

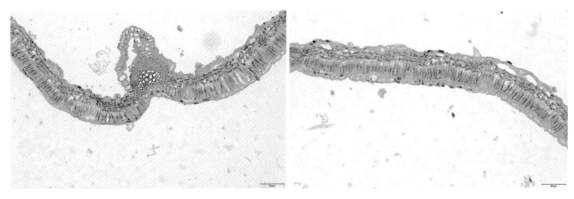

麻叶荨麻（叶）横切面

89. 马槟榔 Mǎ Bīng Láng

　　本品为山柑科植物马槟榔 *Capparis masaikai* Lévl 的干燥成熟种子。清热止渴，催产。

　　种子　种皮表面具蜡被，部分已剥落。种皮表皮细胞类长方形，排列紧密，壁较厚；下皮常由多列紫红褐色、紧密排列的石细胞组成，石细胞多为类椭圆形、类长方形、类多边形，壁厚，孔沟明显可见。胚乳细胞排列紧密，内含营养物质。胚位于胚乳中央。

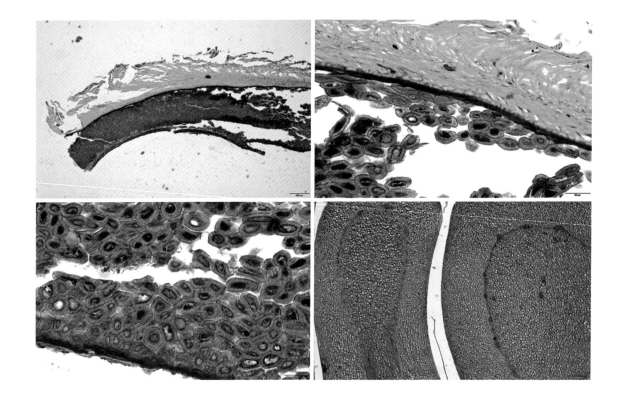

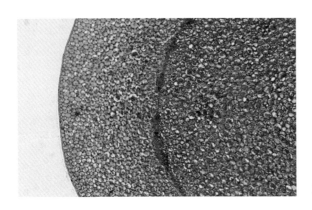

马槟榔横切面

90. 马兜铃 Mǎ Dōu Líng

　　本品为马兜铃科植物北马兜铃 *Aristolochia contorta* Bunge 或马兜铃 *Aristolochia debilis* Sieb. et Zucc. 的干燥成熟果实。清肺降气,止咳平喘,清肠消痔。

　　种子　种皮表皮为1～2列栅状细胞,内含棕色物质。其内为多层排列较疏松的薄壁组织,靠近内种皮的1～3列细胞个小,排列紧密。内种皮为1列细胞,内含棕黄色物质。胚乳细胞含脂肪油滴。

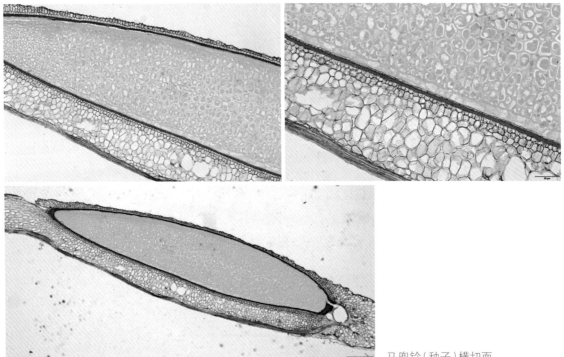

马兜铃(种子)横切面

【附注】叶　上、下表皮均为1列细胞。栅栏组织为1列类长方形细胞,海绵组织疏松。主脉维管束为外韧型。

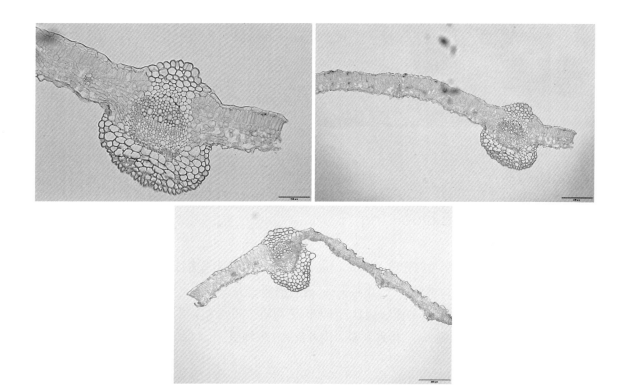

马兜铃叶横切面

91. 马铃根 Mǎ Líng Gēn

本品为豆科植物大猪屎豆 *Crotalaria assamica* Benth. 的干燥茎和叶。清热解毒,凉血止血,利水消肿。

茎　表皮为单列细胞,呈近圆形或矩形的不规则多边形,排列紧密,外被角质层,气孔可见。皮层细胞多列,细胞排列疏松,细胞较大。无限外韧型维管束断续成环,木质部较韧皮部厚,形成层明显,维管束内导管细胞单个或多个聚集,放射状排列。髓部细胞较大,由薄壁细胞组成,常见有草酸钙晶体,有时中空。

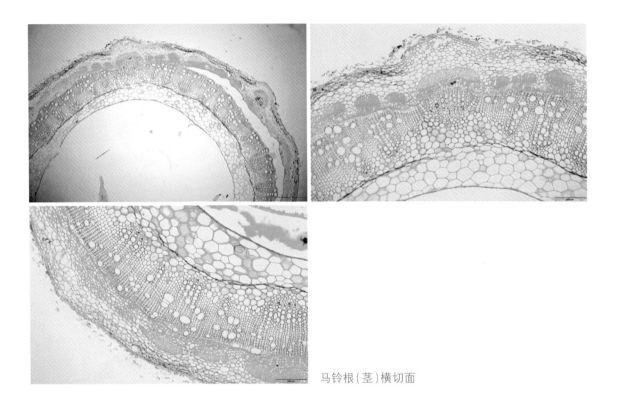

马铃根（茎）横切面

92. 马桑 Mǎ Sāng

本品为马桑科植物马桑 *Coriaria nepalensis* Wall. 的干燥根或叶。祛风除湿，镇痛，杀虫。

叶　上、下表皮均为1列细胞。栅栏组织为1～3列类长方形细胞，海绵组织疏松。主脉维管束类圆形，木质部靠近上表皮，韧皮部靠近下表皮，维管束为外韧型，维管束外侧有1列细胞组成的、明显可见的环状结构。

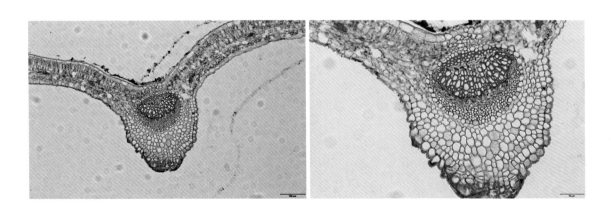

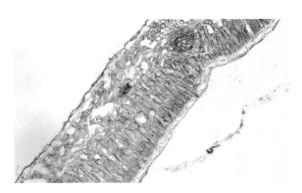

马桑(叶)横切面

【附注】茎　木栓层由多列细胞组成。皮层较窄。韧皮部呈续断的环状,韧皮纤维发达。形成层环状,明显可见。木质部呈连续的环状,导管稀疏,常单列,辐射状排列,木纤维发达。髓部约占整个横切面的1/2,由薄壁细胞组成。

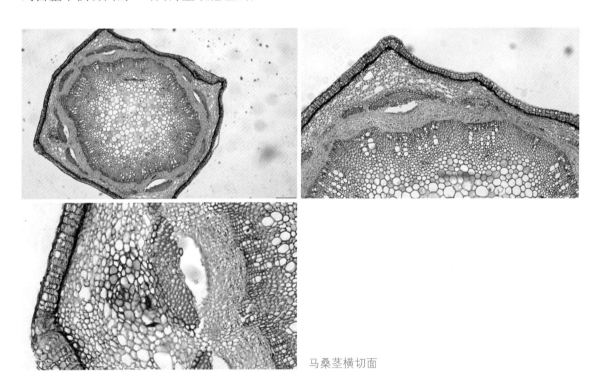

马桑茎横切面

93. 马先蒿 Mǎ Xiān Hāo

本品为列当科植物返顾马先蒿 *Pedicularis resupinata* L.的干燥根。祛风湿,利小便。

根　表皮由1～2列细胞组成,细胞扁长。皮层较窄,细胞排列疏松,有裂隙腔。形成层明显。韧皮部清晰可见,多角形或类圆形。木质部宽广,约占整个面积的2/3,导管多角形或类圆形,大小不等,数个成群或单个散在,呈辐射状排列。维管束为无限外韧型。

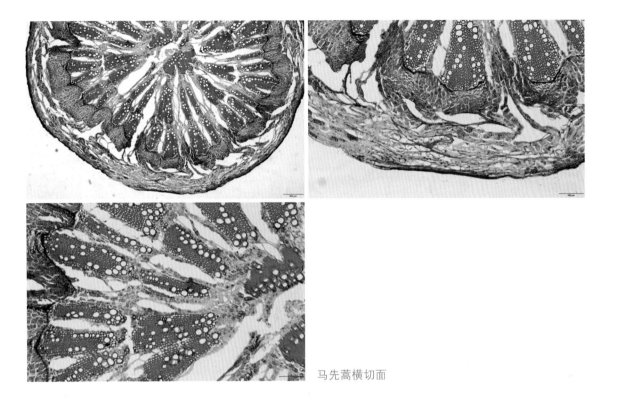

马先蒿横切面

94. 毛茛 Máo Gèn

本品为毛茛科植物毛茛 *Ranunculus japonicus* Thunb. 的干燥全草。退黄，定喘，截疟，镇痛，消翳。

茎　表皮为1列细胞，外被角质层。皮层较窄，细胞排列疏松。维管束18～25个排列成环，维管束中木质部所占比例比韧皮部大。髓部发达，由排列疏松的大型薄壁细胞组成。

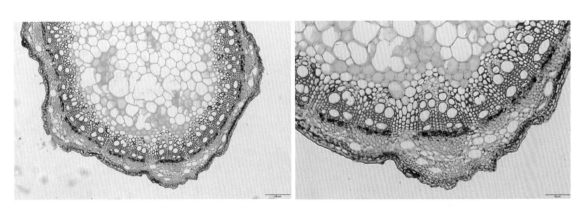

毛茛（茎）横切面

　　叶　　上、下表皮均由1列薄壁细胞组成。栅栏组织为1列长方形细胞,海绵组织疏松。主脉维管束3～5个,外韧型,中间1个较大。

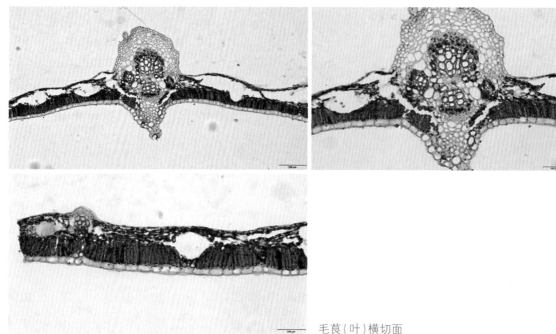

毛茛(叶)横切面

▌ **95. 毛蒌** Máo Lóu

　　本品为胡椒科植物毛蒟 *Piper hongkongense* C. de Candolle 的干燥全株。祛风散寒除湿,行气活血止痛。

　　根　　后生表皮细胞壁微木栓化,其外侧可见残存的表皮。皮层较厚,外侧可见数列壁微增厚的细胞;内皮层凯氏点清晰。外韧型维管束。木质部星状,导管多径向排列,周围多聚生纤维。

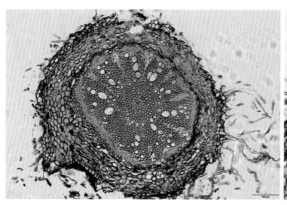
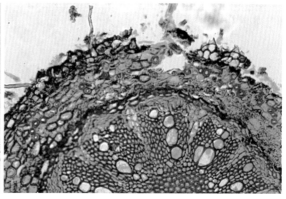

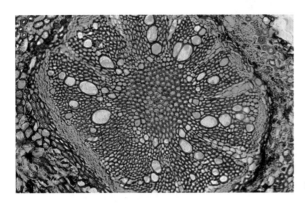

毛蓁（根）横切面

叶　上、下表皮均为1列细胞,排列整齐。栅栏组织细胞1～3列,长条形或类圆形;海绵组织细胞数列,排列疏松,类圆形或长圆形;近下表皮处1～2列细胞较大。主脉维管束外韧型。薄壁细胞中可见草酸钙小方晶、砂晶、小柱晶和淀粉粒。

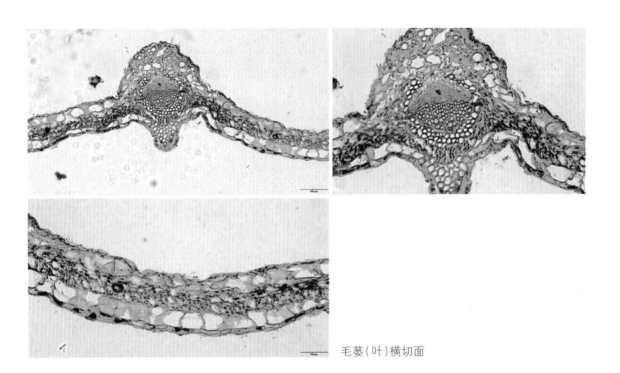

毛蓁（叶）横切面

茎　表皮细胞1列,外被角质层,可见刚毛和非腺毛。皮层较薄,外侧有厚角组织数列。木化纤维束3～6列,成波浪状环带。皮层内侧为石细胞群连接成的、凹凸不平的石细胞环带。10余个外韧型维管束环状排列在石细胞环带内侧。髓部宽广,外侧髓部具有明显的环状纤维束群;髓部有5～10个外韧型异常维管束环状排列,将髓部分为内、外两部分,维管束两侧具纤维束。薄壁细胞中可见大量淀粉粒,草酸钙砂晶和小方晶随处可见。

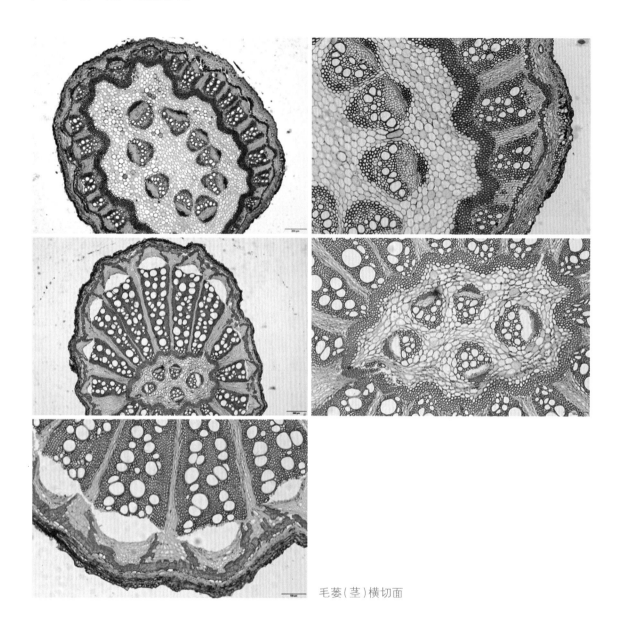

毛莨（茎）横切面

96. 毛冬青叶 Máo Dōng Qīng Yè

　　本品为冬青科植物毛冬青 *Ilex pubescens* Hook. et Arn. 的干燥叶。清热凉血，解毒消肿。

　　叶　　上、下表皮均由1列薄壁细胞组成。栅栏组织为1～2列长方形细胞，细胞较小；海绵组织疏松、发达。主脉维管束椭圆形，周韧型。木质部位于维管束内侧；韧皮部在木质部外侧，韧皮纤维发达，呈环状位于韧皮部外侧。

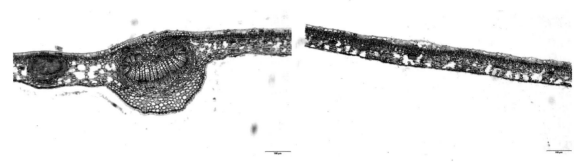

毛冬青叶横切面

97. 茅膏菜 Máo Gāo Cài

本品为茅膏菜科植物茅膏菜 *Drosera peltata* Thunb. 的干燥全草。祛风活络,活血止痛。

茎 表皮细胞类方形,少数向外突起,外壁增厚,被角质层。皮层薄壁细胞3～5列,其内侧为3列左右的厚壁细胞组成的环带。维管束周木型,导管壁木化。韧皮部压缩状。髓部多中空。

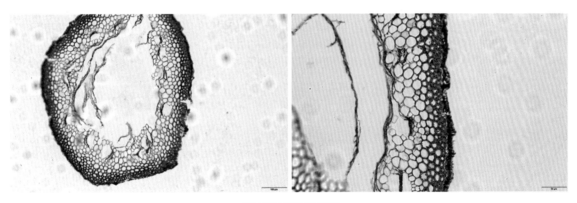

茅膏菜(茎)横切面

98. 美登木 Měi Dēng Mù

本品为卫矛科植物美登木 *Gymnosporia acuminata* Hook. f. 的干燥叶。活血化瘀。

叶 上、下表皮均由1列细胞组成,外被角质层。叶肉组织薄,栅栏组织和海绵组织细胞形态差异不明显,但栅栏组织细胞排列紧密,海绵组织细胞排列疏松。主脉维管束外韧型,半圆形。韧皮纤维环状,位于韧皮部最外层。

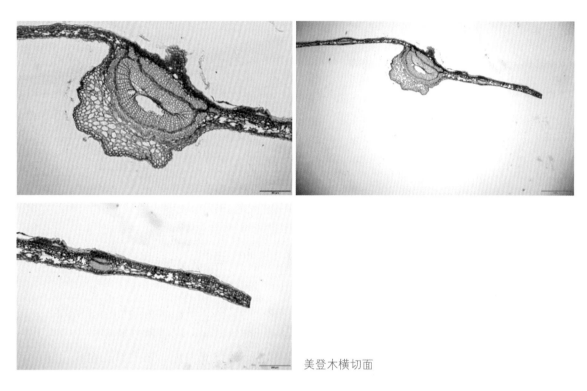

美登木横切面

【附注】茎 木栓层细胞排列紧密,深棕黄色。皮层狭窄。无限外韧型维管束。韧皮部不发达。木质部极发达,约占整个横切面的1/2;导管常单列,辐射状排列。髓部较小,由薄壁细胞组成。

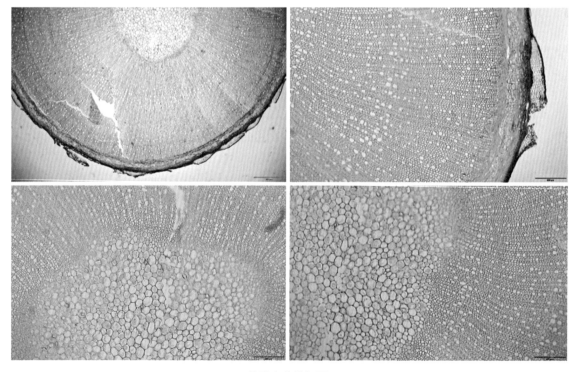

美登木茎横切面

99. 绵马贯众 Mián Mǎ Guàn Zhòng

本品为鳞毛蕨科植物粗茎鳞毛蕨Dryopteris crassirhizoma Nakai的干燥根茎和叶柄残基。清热解毒,驱虫。

叶柄基部 表皮为1列外壁增厚的小型细胞,常脱落。下皮为10列多角形厚壁细胞,棕色至褐色。基本组织细胞排列疏松,细胞间隙中有单细胞的间隙腺毛,头部球形或梨形,内含棕色分泌物,具短柄。周韧维管束5～13个,环列,木质部由管胞组成。每个维管束周围有1列扁小的内皮层细胞,凯氏点明显,有油滴散在,其外有1～2列中柱鞘薄壁细胞,薄壁细胞中含棕色物与淀粉粒。

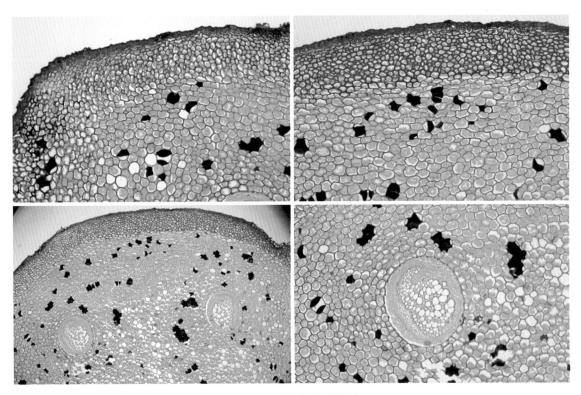

绵马贯众(叶柄基部)横切面

根茎 外侧为数列厚壁细胞,基本组织中有分体中柱5～13个,环列,其外侧基本组织中有多数较小的叶迹维管束散在,亦有细胞间隙腺毛。

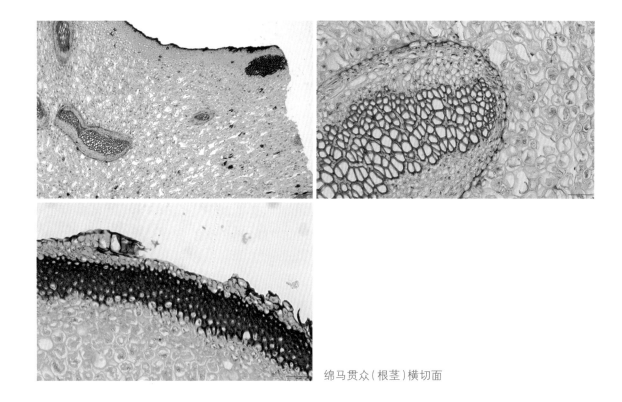

绵马贯众（根茎）横切面

100. 魔芋 Mó Yù

本品为天南星科植物魔芋 *Amorphophallus konjac* K. Koch 的干燥块茎。化痰消积，解毒散结，行瘀止痛。

块茎　后生皮层棕色，为数列木栓细胞，有的部分脱落。皮层薄壁细胞圆形。维管束散在，纵横分布。草酸钙簇晶、针晶多见，尤以后生皮层内侧和维管束周围的细胞中较多。组织中黏液细胞较多，类圆形。薄壁细胞中充满淀粉。

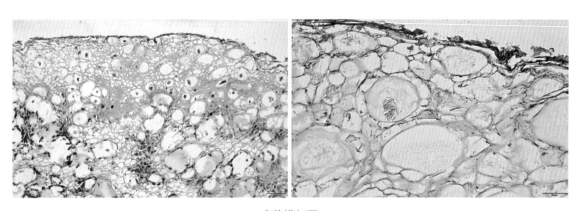

魔芋横切面

101. 木鳖子 Mù Biē Zǐ

本品为葫芦科植物木鳖（木鳖子）*Momordica cochinchinensis* (Lour.) Spreng.的干燥成熟种子。散结消肿，攻毒疗疮。

种子　种皮的表皮细胞1列，近长方形，常径向延长，壁薄。表皮下为3～4列薄壁细胞，近方形或短圆形，较小，排列整齐，内侧为10余列近圆形或形状不规则的厚壁细胞，大而壁极厚，边缘波状，层纹较明显。其内为3～4列长方形或长圆形薄壁细胞，壁常呈波状，种子两侧的细胞壁渐增厚，至两端处细胞壁增厚成纵向延长的石细胞，横切面圆形。胚乳薄壁细胞2至多列，其中部分已颓废，子叶薄壁组织中充满糊粉粒。

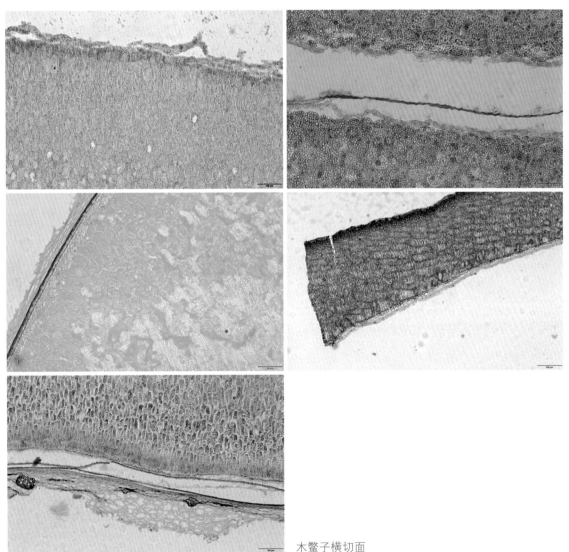

木鳖子横切面

102. 南鹤虱 Nán Hè Shī

本品为伞形科植物野胡萝卜 *Daucus carota* L. 的干燥成熟果实。杀虫消积。

分果　外果皮为1列扁平细胞；次棱翅上有大型钩刺，先端具1至数个横向或倒钩状弯曲的单细胞非腺毛；主棱上有单细胞非腺毛，基部常有数个细胞形成枕状垫。中果皮为数列薄壁细胞；每条次棱的基部各有一大型油管，接合面有2个扁长圆形油管，内含黄棕色物；主棱脊内侧各有一细小维管束，接合面有2个维管束。内果皮为1列狭长的薄壁细胞。种皮为1列薄壁细胞，内含红棕色物；种脊维管束位于接合面中央。内胚乳细胞多角形，壁稍厚，内含脂肪油及糊粉粒，后者含细小草酸钙簇晶。

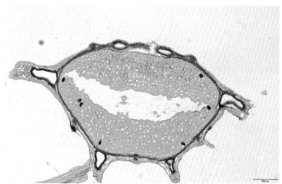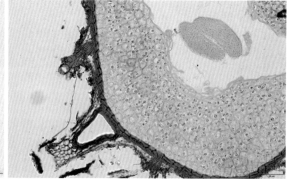

南鹤虱（果实）横切面

103. 南蛇藤 Nán Shé Téng

本品为卫矛科植物南蛇藤 *Celastrus orbiculatus* Thunb. 的干燥茎藤。祛风除湿，通经止痛，活血解毒。

茎藤　木栓层由3～5列木栓细胞组成，靠外侧的木栓层不连续。皮层窄，皮层内侧有一石细胞环带。韧皮部小。形成层明显。木质部导管径向单列，年轮明显。射线宽，由1～4列细胞组成。髓部薄壁细胞中可见草酸钙方晶。

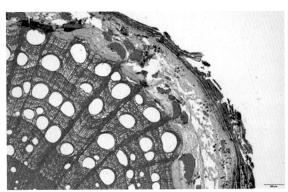
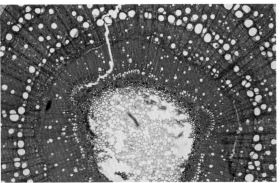

南蛇藤横切面

104. 南蛇藤果 Nán Shé Téng Guǒ

本品为卫矛科植物南蛇藤 *Celastrus orbiculatus* Thunb. 的干燥果实。养心安神，和血止痛。

果皮 外果皮为1列扁平细胞，外壁增厚，被角质层。中果皮由多列细胞组成。内果皮为1列薄壁细胞。中果皮内侧和内果皮分布有较多的草酸钙方晶。

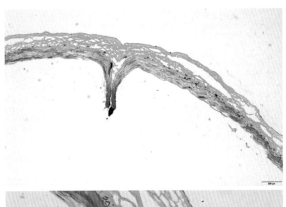
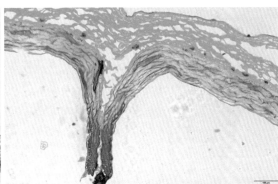
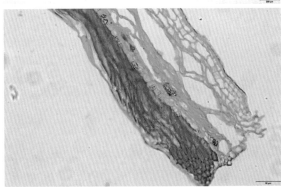

南蛇藤果（果皮）横切面

105. 南天竹梗 Nán Tiān Zhú Gěng

本品为小檗科植物南天竹 *Nandina domestica* Thunb. 的干燥茎枝。清湿热,降逆气。

茎枝　木栓层为数列木栓细胞,有时可见残留表皮。皮层极窄。无限外韧型维管束。韧皮部钝三角形,韧皮纤维较发达,呈续断的环状或条状。形成层环状,明显可见。木质部发达,年轮清晰;木射线为2～8列细胞。髓部为薄壁细胞。

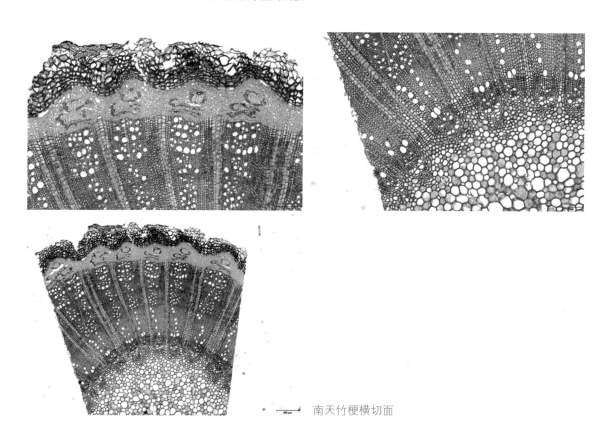

南天竹梗横切面

106. 南天竹子 Nán Tiān Zhú Zi

本品为小檗科植物南天竹 *Nandina domestica* Thunb. 的干燥果实。敛肺止咳,平喘。

果实　外果皮为1～2列厚壁细胞,其内侧为大量石细胞组成的、较宽的石细胞环带。中果皮均为薄壁细胞。种皮为1列细胞,壁厚,排列紧密。胚乳细胞多边形,内含营养物质。

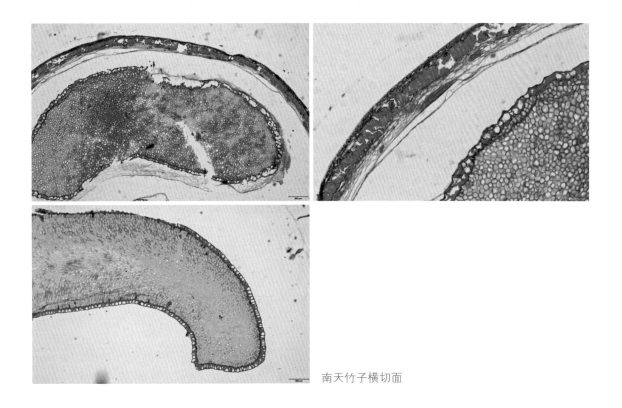

南天竹子横切面

107. 农吉利 Nóng Jí Lì

本品为豆科植物农吉利 *Crotalaria sessiliflora* L. 的干燥全草。清热解毒,祛风除湿,消积。

茎　表皮由 1 列较小的矩圆形细胞构成,紧密排列。皮层的薄壁细胞较大,类圆形,排列较为疏松。韧皮部较窄,连续排列成环状。无明显的形成层。木质部由导管、木纤维及木薄壁细胞组成,均木化,导管散在。髓部发达,由薄壁细胞组成。

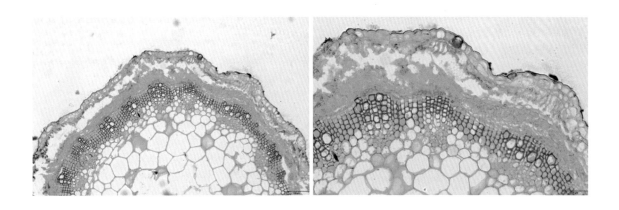

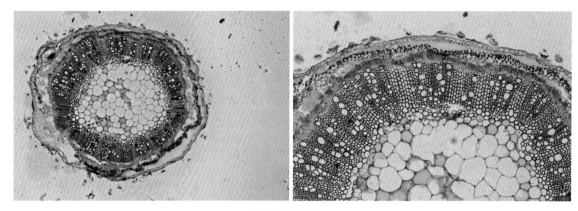

农吉利（茎）横切面

叶　上表皮细胞1列，类长方形，排列紧密。栅栏组织细胞2～3列，长方形，过中脉。中脉维管束外韧型。下表皮细胞1列，较上表皮细胞较小。下表皮非腺毛易脱落。

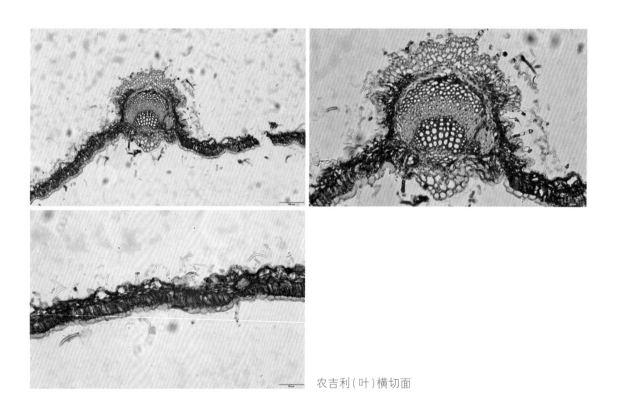

农吉利（叶）横切面

P

108. 排钱树 Pái Qián Shù

本品为豆科植物排钱树 *Phyllodium pulchellum* (L.) Desv.的干燥根或叶。清热利湿，活血祛瘀，软坚散结。

叶　上表皮细胞1列，类方形或略切向延长；下表皮细胞细小，角质状增厚。栅栏组织发达，细胞1列，长方形，不通过中脉；海绵组织较窄，排列疏松。主脉维管束外韧型。韧皮纤维发达，聚集在韧皮部外侧。木质部导管多边形、类多边形。厚角组织发达。

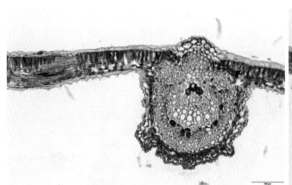
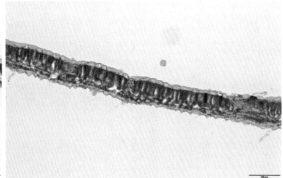

排钱树(叶)横切面

【附注】茎　表皮细胞木栓化，棕色。皮层狭窄，靠近表皮的多层细胞排列紧密，细胞壁略增厚。无限外韧型维管束。韧皮部呈狭窄的环带。形成层明显，环状。木质部发达，导管1～2列辐射状排列；木射线明显。中央具较大的髓部，由大型薄壁细胞组成，约占横切面的1/2。

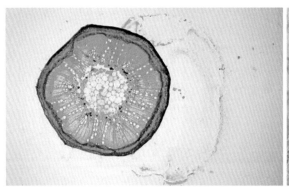
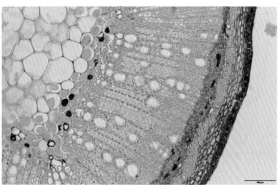

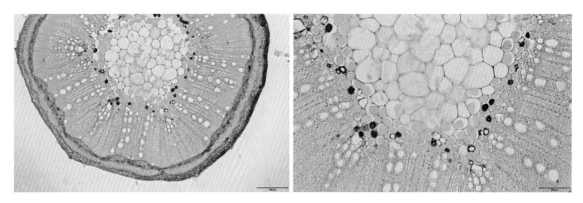

排钱树茎横切面

109. 蒲葵子 Pú Kuí Zǐ

本品为棕榈科植物蒲葵 *Livistona chinensis* (Jacq.) R. Br. ex Mart. 的干燥成熟果实。止血,抗癌。

种子　种皮栅状细胞明显,中种皮内有大量分泌组织,其内含有油滴。种仁最外层为1层细胞,排列紧密。其内为大量薄壁细胞。

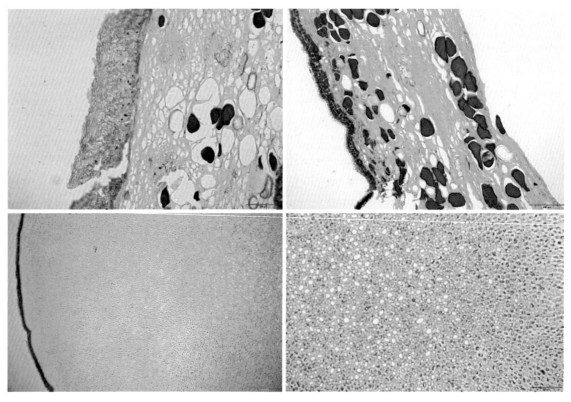

蒲葵子(种子)横切面

110. 千层塔 Qiān Céng Tǎ

本品为石松科植物蛇足石杉 *Huperzia serrata* (Thunb. ex Murray) Trevis. 的干燥全草。散瘀止血,消肿止痛,清热解毒,健脑。

根 表皮为1列轻微栓化的方形薄壁细胞,排列整齐、紧密。皮层发达,约占横切面面积的5/6。外皮层为2～3列长方形薄壁细胞,排列整齐、紧密。中皮层由5～7列厚壁细胞组成,排列紧密,偶有细胞间隙。内皮层为3～5列薄壁细胞,无细胞间隙。维管柱为管状中柱,维管柱鞘为1列长方形薄壁细胞,排列紧密。

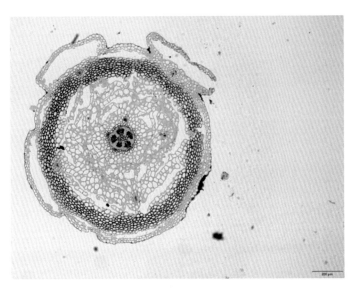

千层塔(根)横切面

根茎 表皮由2～3列长方形薄壁细胞组成,排列整齐、紧密。表皮外附着有木栓化的死细胞残余。皮层发达。外皮层为厚壁细胞,无细胞间隙。中皮层约为8列薄壁细胞,排列疏松,具有较大细胞间隙。内皮层明显,由1列厚壁细胞组成,排列紧密,无细胞间隙。皮层中有分体中柱散在分布。维管柱为星状中柱,维管柱鞘为1列排列紧密的薄壁细胞。木质部发育方式为外始式,管胞主要由梯纹管胞和孔纹管胞所组成。韧皮部也为外始式。无形成层。

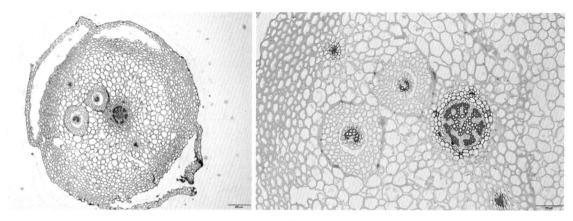

千层塔（根茎）横切面

　　叶　　上、下表皮均为1列类方形薄壁细胞，细胞排列整齐、紧密。等面叶。叶肉由不规则细胞组成，细胞间隙较大。叶肉细胞在上、下表皮与维管束之间均有分布，3～4列。维管束不发达，外围有一些排列紧密的薄壁细胞，形状不规则，4～5列。木质部位于维管束内方，韧皮部在木质部外围且很不发达。管胞主管由梯纹管胞和孔纹管胞所组成。

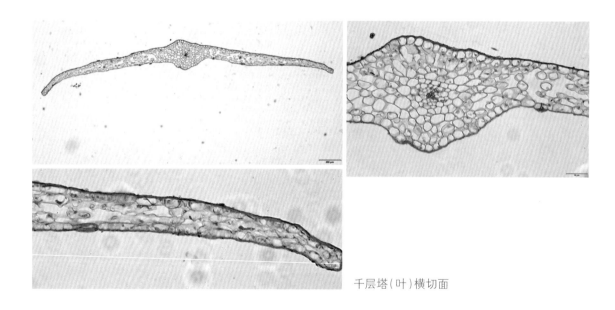

千层塔（叶）横切面

111. 干金子 Qiān Jīn Zi

　　本品为大戟科植物续随子 *Euphorbia lathyris* L.的干燥成熟种子。泻下逐水，破血消癥；外用疗癣蚀疣。

　　种子　　种皮表皮细胞波齿状，外壁较厚，细胞内含棕色物质；下方为1～3列薄壁细胞组成的下皮；内表皮为1列类方形栅状细胞，其侧壁内方及内壁明显增厚。内种皮栅状细胞1列，棕色，细长柱状，壁厚，木化，有时可见壁孔。外胚乳为数列类方形薄壁细胞，内胚乳细胞类圆形，子叶细胞方形或长方形；均含糊粉粒。

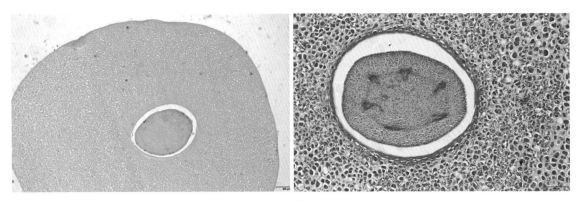

千金子横切面

112. 千里光 Qiān Lǐ Guāng

　　本品为菊科植物千里光 *Senecio scandens* Buch.-Ham. 的干燥全草。清热解毒，明目退翳，杀虫止痒。

　　茎　表皮为1列长方形的薄壁细胞，切向排列，外被角质层。皮层为3～7列切向延长的薄壁细胞。内皮层明显，为1列长方形薄壁细胞。维管束呈放射状环列，外韧型。韧皮部较宽，外侧有椭圆形或长圆形的纤维束。形成层环明显。木质部较发达，导管类圆形；木纤维占比较大；射线细胞壁较厚，微木化。髓部由薄壁细胞组成，靠近木质部的细胞较小，类圆多角形，往中心的细胞逐渐大，类圆形；有的中心有空隙。

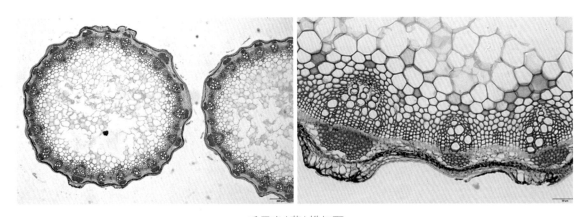

千里光（茎）横切面

113. 牵牛子 Qiān Niú Zǐ

　　本品为旋花科植物裂叶牵牛（牵牛）*Pharbitis nil* (L.) Choisy 或圆叶牵牛 *Pharbitis purpurea* (L.) Voigt 的干燥成熟种子。泻水通便，消痰涤饮，杀虫攻积。

　　种子　表皮细胞1列，有的含棕色物，间有分化成单细胞的非腺毛。表皮下方为1列扁小的下皮细胞。栅状细胞层由2～3列细胞组成，靠外缘有一光辉带。营养层由数列切向延长的细胞及颓废细胞组成，有细小维管束，薄壁细胞中含细小淀粉粒。内胚乳最外1～2列细胞类方形，壁稍厚，内侧细胞壁黏液化。子叶薄壁组织中散有多数圆形的分泌腔；薄壁细胞中充满糊粉粒及脂肪油滴，并含草酸钙簇晶。

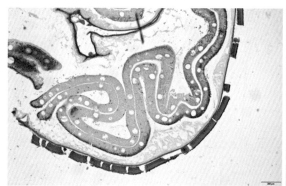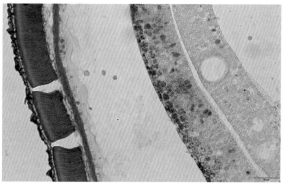

牵牛子横切面

114. 青木香 Qīng Mù Xiāng

　　本品为马兜铃科植物马兜铃 *Aristolochia debilis* Sieb.et Zucc. 和北马兜铃 *Aristolochia contorta* Bunge 的干燥根。行气止痛，解毒消肿，降血压。

　　根　木栓层为数列棕色木栓细胞。皮层中散有油细胞，内含黄棕色油滴。韧皮部较宽，亦有油细胞。形成层成环。木质部常有数个较长大、自中央向外呈放射状排列的维管束；木射线宽广，薄壁组织较发达。

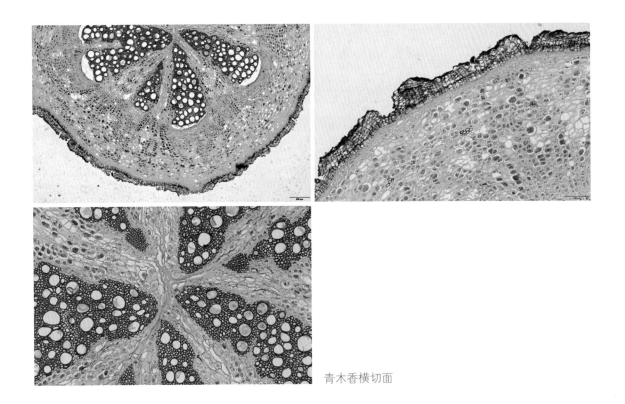

青木香横切面

115. 青杞（蜀羊泉）Qīng Qǐ

　　本品为茄科植物青杞 *Solanum septemlobum* Bunge 的干燥全草或果实。清热解毒。

　　茎　木栓层由3～5列细胞组成，木栓细胞壁较薄。皮层较窄，可见。维管束连续呈环状，外韧型。木质部发达，导管类圆形。髓部较发达，均由薄壁细胞组成。

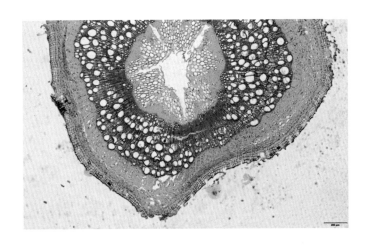

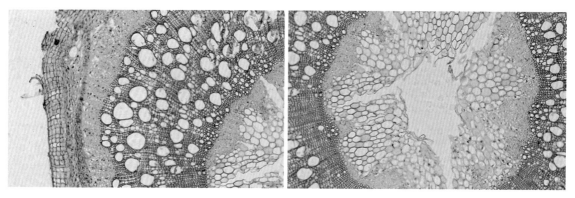

青杞（茎）横切面

116. 青羊参 Qīng Yáng Shēn

本品为夹竹桃科植物青羊参 *Cynanchum otophyllum* Schneid. 的干燥根。补肾，祛风除湿，解毒镇痉。

根　木栓细胞15～17列。皮层较狭窄，外侧有石细胞群断续环列，在较粗的根中则完全环列。韧皮部宽广，散在石细胞群。形成层4～5列细胞。木质部由导管、木纤维和木射线组成，次生木质部辐射状排列，木射线宽广。薄壁细胞中含有大量淀粉粒和草酸钙簇晶。

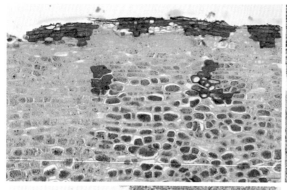
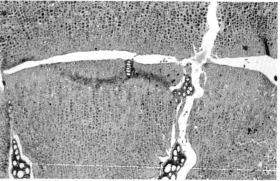
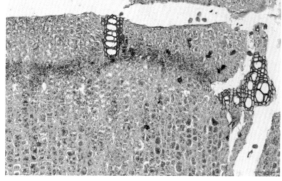

青羊参横切面

117. 乳浆大戟（猫眼草）Rǔ Jiāng Dà Jǐ

本品为大戟科植物乳浆大戟 *Euphorbia esula* L.的干燥全草。利尿消肿，拔毒止痒。

茎　表皮为1列类长方形细胞，纵向延长。皮层细胞大小不一，卵圆形、长方形，切向延长。中柱鞘纤维束排列成1轮，于韧皮部外侧，每个纤维群由10余个至20余个纤维组成。木质部由导管、木薄壁细胞、木纤维组成，导管较大而稀少；木射线细胞1～3列，狭长而小。髓部薄壁细胞圆形，中央全为空隙。

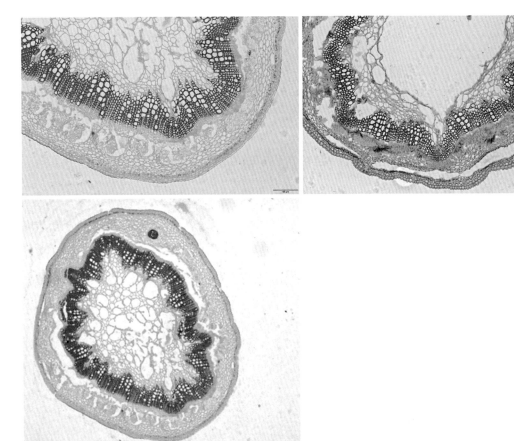

乳浆大戟（茎）横切面

　　叶　　上、下表皮各为1列细胞，有气孔分布。栅栏组织细胞1～2列，长柱状，不通过主脉；海绵组织排列疏松。主脉向下突出，维管束外韧型，半圆形，木质部较发达。

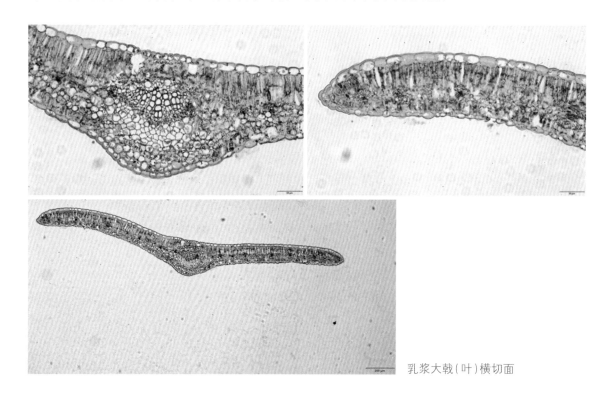

乳浆大戟（叶）横切面

118. 瑞香狼毒（狼毒）Ruì Xiāng Láng Dú

　　本品为瑞香科植物瑞香狼毒 *Stellera chamaejasme* L. 的干燥根。散结，杀虫。

　　根　　木栓层由10余层黄棕色木栓细胞组成。皮层菲薄，由薄壁细胞组成。皮层及韧皮部均有多数纤维束群。形成层明显，细胞切向延长，5～6列。木质部宽阔，导管放射状排列。皮层及韧皮部的薄壁细胞内多含有淀粉粒。

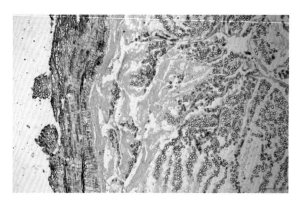

瑞香狼毒横切面

119. 三分三 Sān Fēn Sān

本品为茄科植物三分三*Anisodus acutangulus* C. Y. Wu et C. Chen 的干燥根。解痉止痛,活血。

根　木栓层较厚,由多层木栓化的细胞组成,有时剥落。皮层较窄,细胞间隙较大,裂隙可见。韧皮部狭窄。木质部占大部分,导管稀疏,常单个或数个聚集,放射状排列。薄壁细胞含草酸钙砂晶。

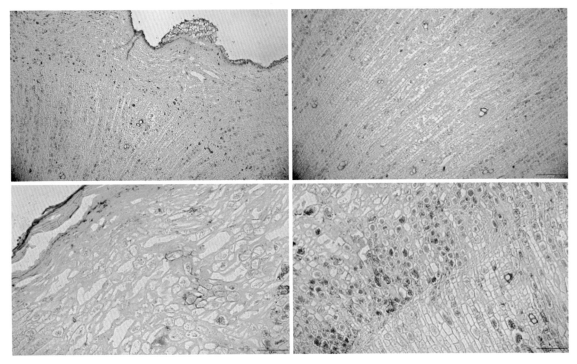

三分三横切面

120. 三尖杉 Sān Jiān Shān

本品为三尖杉科植物三尖杉*Cephalotaxus fortunei* Hook. 的干燥枝叶。抗癌。

茎　表皮细胞3列,类长方形,紧密排列,其外有角质层。皮层较为宽广,中间有树脂道。纤维束与树脂道间隔分布于皮层中。纤维分子直径大小不一,纤维束多角形,宽窄不等。韧皮部狭窄,细胞排列紧密,形成层与韧皮部颜色一致,不易辨别。皮层内侧和韧皮部有石细胞环带。木质部发达,与形成层区别明显;木质部主要由管胞构成,年轮可见。髓部明显,由薄壁细胞组成,树脂道可见。

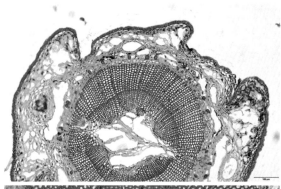 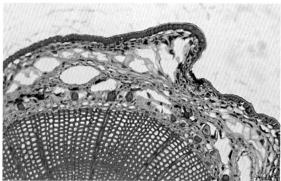

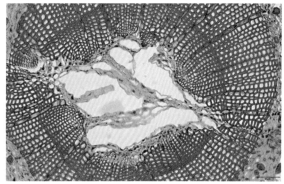

三尖杉（茎）横切面

121. 山慈菇 Shān Cí Gū

本品为兰科植物杜鹃兰 *Cremastra appendiculata* (D. Don) Makino、独蒜兰 *Pleione bulbocodioides* (Franch.) Rolfe 或云南独蒜兰 *Pleione yunnanensis* Rolfe 的干燥假鳞茎。清热解毒，化痰散结。

假鳞茎　最外层为1列扁平的表皮细胞，其内有2～3列厚壁细胞，浅黄色，再向内为大的类圆形薄壁细胞，含黏液质，并含有淀粉粒。近表皮处的薄壁细胞中含有草酸钙针晶束。维管束散在，外韧型。

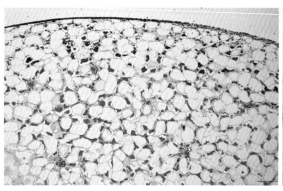 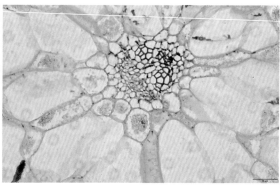

山慈菇横切面

122. 山豆根 Shān Dòu Gēn

本品为豆科植物越南槐*Sophora tonkinensis* Gapnep.的干燥根和根茎。清热解毒,消肿利咽。

　　根　木栓层为数列至10数列木栓细胞。皮层外侧的1～2列细胞含草酸钙方晶,断续形成含晶细胞环,含晶细胞的壁木化增厚。皮层与韧皮部均散有纤维束。形成层成环。木质部发达,射线宽1～8列细胞;导管类圆形,大多单个散在,或2至数个相聚,有的含黄棕色物;木纤维成束散在。薄壁细胞含淀粉粒,少数含方晶。

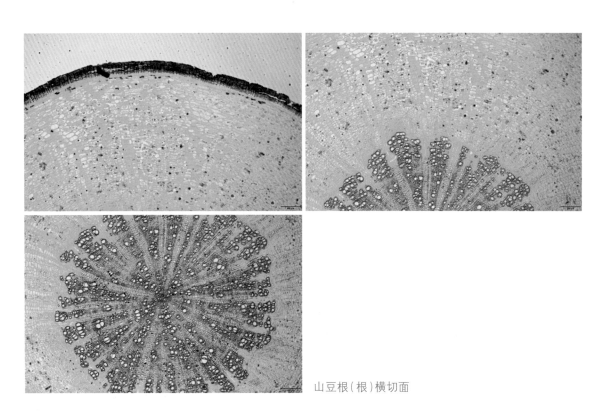

山豆根(根)横切面

123. 山兰 Shān Lán

本品为兰科植物山兰*Oreorchis patens* (Lindl.) Lindl.的干燥假鳞茎。清热解毒,消肿散结。

　　假鳞茎　最外层为1列表皮细胞,切向延长,其内有2～3列厚壁细胞,浅黄色,再向内为大的类圆形薄壁细胞,含黏液质。近表皮处的薄壁细胞中含有草酸钙针晶束。维管束散在;维管束纤维半月形,偶有两半月形。

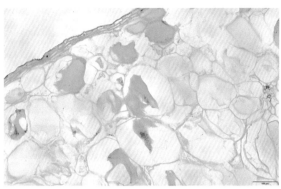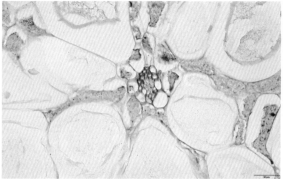

山兰横切面

124. 山芝麻 Shān Zhī Má

本品为锦葵科植物山芝麻 *Helicteres angustifolia* L.的干燥根或全株。清热解毒,止咳。

根　木栓层为10多列木栓细胞,含红棕色物;栓内层为1～5列细胞。韧皮部纤维束与韧皮薄壁组织间隔排列,纤维壁厚,木化;分泌细胞含黄棕色分泌物,薄壁细胞常含草酸钙簇晶或方晶。形成层成环。木质部导管辐射状排列,年轮明显;木射线宽1～3列细胞,壁微木化。

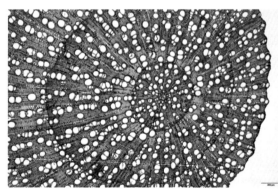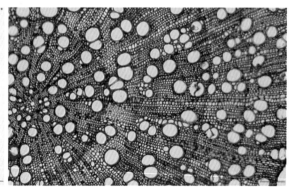

山芝麻(根)横切面

125. 商陆 Shāng Lù

本品为商陆科植物商陆 *Phytolacca acinosa* Roxb.或垂序商陆 *Phytolacca americana* L.的干燥根。逐水消肿,通利二便;外用解毒散结。

根　木栓细胞数列至10余列。皮层较窄。维管组织为三生构造,有数层同心性形成层环,每环有几十个维管束。维管束外侧为韧皮部,内侧为木质部;木纤维较多,常数个相连或位于导管周围。薄壁细胞含草酸钙针晶束,有少数草酸钙方晶或簇晶,并含淀粉粒。

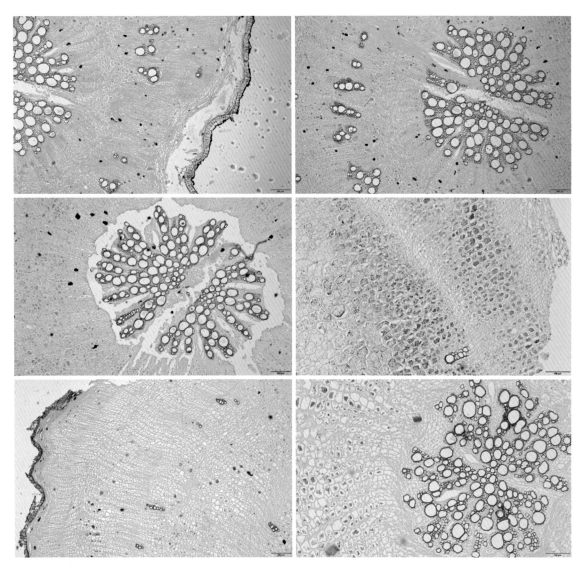

商陆横切面

126. 枸儿菜 Sháo ér Cài

本品为菊科植物烟管头草 *Carpesium cernuum* L.的干燥全草。清热解毒,消肿止痛。

茎　木栓层由多列细胞组成。皮层极窄,几乎不可见。维管束环状排列。木质部较发达,导管靠近木质部内侧,木纤维大多分布在木质部外侧。韧皮部极不发达。髓部发达,均由薄壁细胞组成。

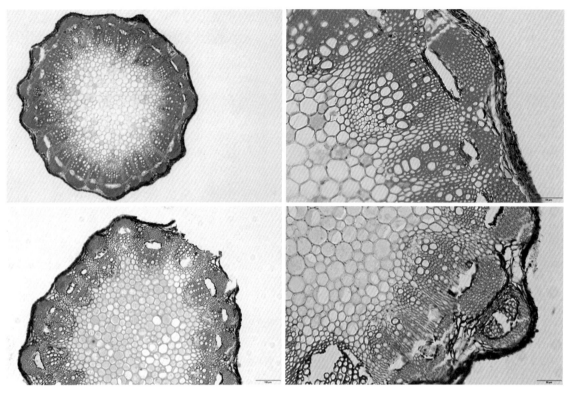

构儿菜（茎）横切面

127. 蛇床子 Shé Chuáng Zǐ

　　本品为伞形科植物蛇床 *Cnidium monnieri* (L.) Cuss. 的干燥成熟果实。燥湿祛风，杀虫止痒，温肾壮阳。

　　分果　外果皮为1列扁平细胞，外被角质层。中果皮较厚，纵棱异常突出，中部有维管束，其周围有厚壁木化网纹细胞；背面纵棱间各有椭圆形油管1个，接合面有油管2个，共有6个。内果皮为1列扁平细胞。种皮为1列淡棕色细胞。胚乳细胞含多数糊粉粒，每个糊粉粒中含有细小草酸钙簇晶。

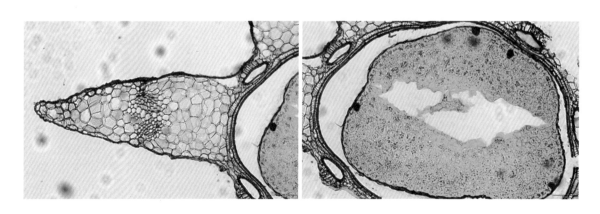

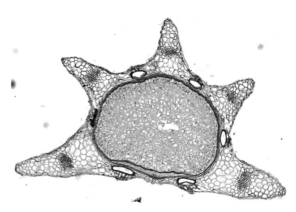

蛇床子横切面

128. 蛇莓 Shé Méi

本品为蔷薇科植物蛇莓 *Duchesnea indica* (Andr.) Focke 的干燥全草。清热解毒，散瘀消肿，凉血止血。

根　表皮细胞1列，木栓化。皮层由5～6列薄壁细胞组成，靠近表皮处有一圈排列整齐的厚壁细胞，薄壁细胞中有草酸钙簇晶。维管束外韧型，射线由3～4列细胞组成。韧皮部较宽，木质部宽阔，导管径向排列。形成层明显。

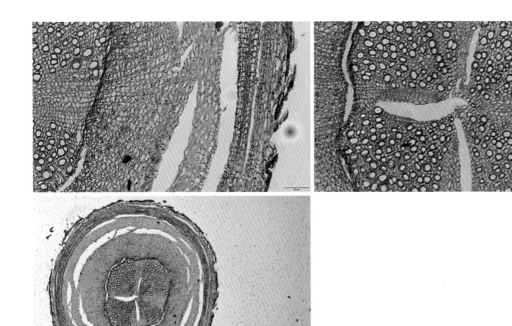

蛇莓（根）横切面

茎　表皮细胞类圆形,排列紧密,细胞壁略增厚。皮层由3~4列薄壁细胞组成,内含草酸钙簇晶。韧皮部外缘由数列厚壁组织细胞排列成环。维管束外韧型,7~8个成环状排列,射线宽窄不一。韧皮部窄,形成层不明显,木质部导管径向排列。髓部较宽,其中含草酸钙簇晶。

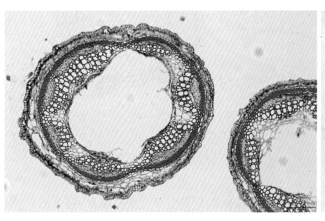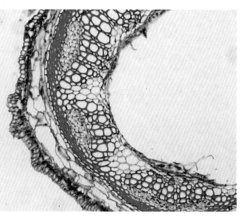

蛇莓(茎)横切面

叶　上、下表皮均为1列细胞,其上分布有非腺毛,气孔可见。两面叶。栅栏组织细胞1列,略呈长方形;海绵组织排列疏松。主脉维管束半圆形,外韧型。

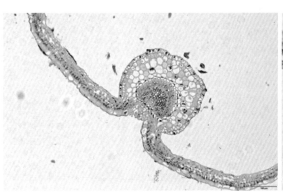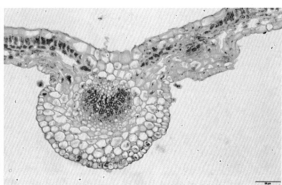

蛇莓(叶)横切面

129. 升麻 Shēng Má

本品为毛茛科植物大三叶升麻 *Cimicifuga heracleifolia* Kom.、兴安升麻 *Cimicifuga dahurica* (Turcz.) Maxim.或升麻 *Cimicifuga foetida* L.的干燥根茎。发表透疹,清热解毒,升举阳气。

根茎　最外为1列棕色后生表皮,细胞多为类长方形、长方形,壁增厚。韧皮部外侧有木化纤维束。木质部由导管和木纤维组成。髓部较宽广。薄壁组织中有大量树脂块。

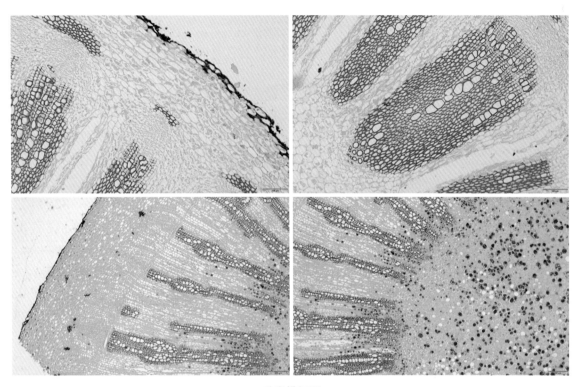

升麻横切面

【附注】根　表皮细胞多为1列，外壁常木栓化增厚。皮层较宽广，内皮层呈明显的环状，细胞壁增厚。维管束外韧型。韧皮部不发达。木质部发达，导管密集，多边形，木纤维不发达。射线宽广。

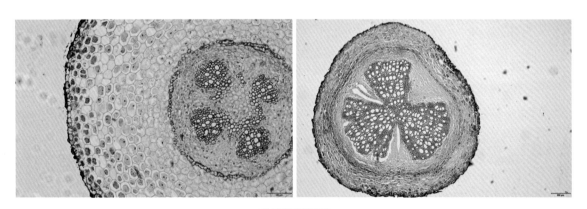

升麻根横切面

130. 石榴皮 Shí Liu Pí

　　本品为石榴科植物石榴 *Punica granatum* L.的干燥果皮。涩肠止泻，止血，驱虫。
　　果皮　外果皮为1列表皮细胞，排列较紧密，外被角质层。中果皮较厚，薄壁细胞内含淀粉粒及草酸钙簇晶或方晶；石细胞单个散在，类圆形、长方形或不规则形，少数呈分枝状，壁较厚；维管束散在。内果皮薄壁细胞较少，亦含淀粉粒及草酸钙晶体，石细胞较小。

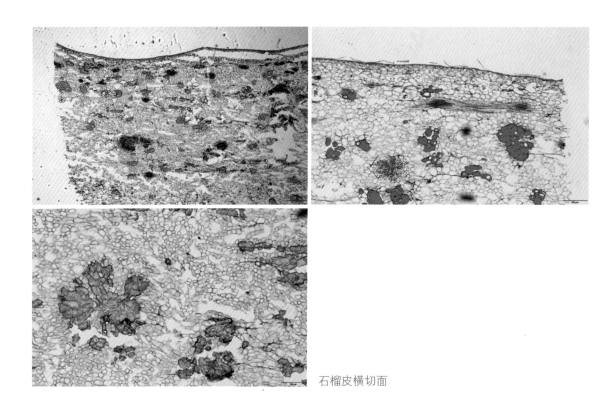

石榴皮横切面

131. 石龙芮 Shí Lóng Ruì

　　本品为毛茛科植物石龙芮 *Ranunculus sceleratus* L.的干燥全草。清热解毒，消肿散结，止痛，截疟。
　　茎　表皮细胞1列，排列紧密，细胞壁略增厚。皮层极窄。维管束外韧型，大小不等，25～30个成环状排列。韧皮纤维发达，形成层不明显，木质部略呈三角形，导管常为多边形。髓部发达，由薄壁细胞组成，有时中空。

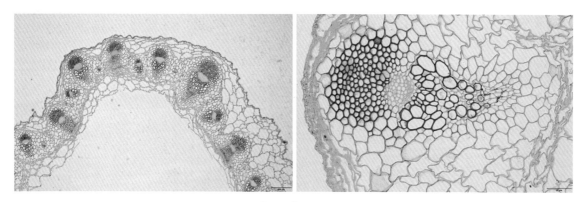

石龙芮（茎）横切面

132. 石南藤 Shí Nán Téng

　　本品为胡椒科植物石南藤*Piper wallichii* (Miq.) Hand.-Mazz.的干燥茎、叶或全株。祛风湿，强腰膝，止痛，止咳。

　　茎　表皮细胞1列，角质层呈瘤状突起。较粗的藤茎中表皮细胞内侧有纤维与石细胞群断裂排列成环，皮层中散有较多的石细胞。外韧型维管束外侧有半月形纤维束，与束间石细胞群连接成环。髓部宽，环髓纤维连接成环，髓内有维管束数个散在。薄壁细胞含草酸钙砂晶。

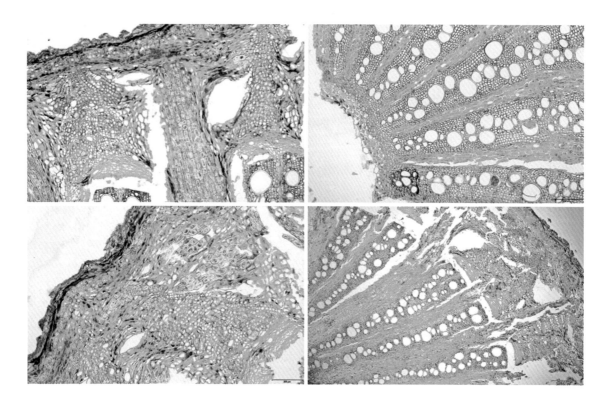

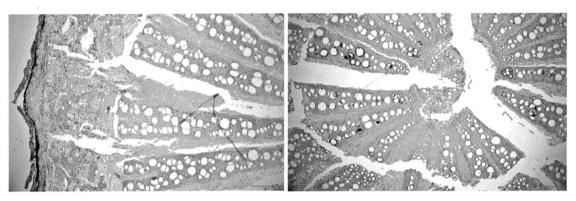

石南藤(茎)横切面

133. 石楠叶 Shí Nán Yè

本品为蔷薇科植物石楠 *Photinia serrulata* Lindl. 的干燥叶。祛风,通络,益肾。

叶　上、下表皮均为1列近方形细胞,外侧被角质层。叶肉组织栅状细胞3～4列,不通过主脉;海绵组织疏松;中脉向下突出,上、下表皮内侧各有3～4列厚角细胞,壁角质化;维管束U字形。中脉部的厚角细胞、薄壁细胞、韧皮部和叶肉组织细胞中含草酸钙簇晶。

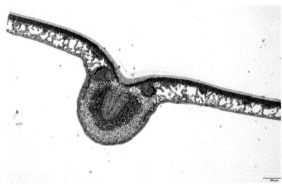

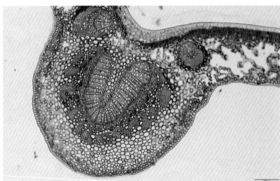

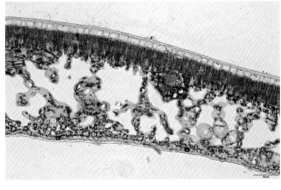

石楠叶横切面

134. 石上柏 Shí Shàng Bǎi

本品为卷柏科植物深绿卷柏*Selaginella doederleinii* Hieron.的干燥全草。清热解毒，抗癌，止血。

茎　卵形或卵状梯形。表皮细胞为1列排列紧密的长方形或类方形细胞，外被角质层。皮层宽广，外侧为3～10列厚壁细胞，排列紧密；内侧为3～12列大型薄壁细胞，多为圆多角形或多角形；内皮层明显，细胞形态大小不一。气室较小，多呈长卵圆形、长椭圆形。中柱长条形，略小于气室。维管束周韧型，韧皮部较窄，木质部长条形。

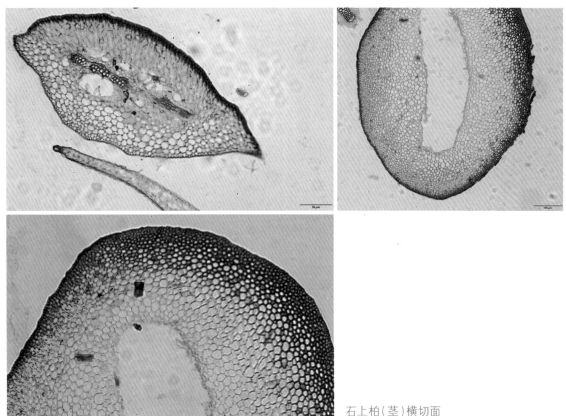

石上柏（茎）横切面

135. 双参 Shuāng Shēn

本品为忍冬科植物双参*Triplostegia glandulifera* Wall. ex DC.的干燥根。健脾益肾，活血调经，止崩漏，解毒。

根　木栓层细胞数列，类长方形，细胞切向延长。皮层宽广，占整个横切面的1/2以上，裂隙可见；内皮层为单层细胞，紧密排列成环。外韧型维管束5～20个断续排列成环状。韧皮部薄壁细胞较小而排列紧密,并在导管外形成起伏的环状。形成层不明显。木质部由导管、木纤维、木薄壁细胞组成,导管2~5个相聚。髓部较宽。薄壁细胞内含淀粉粒。

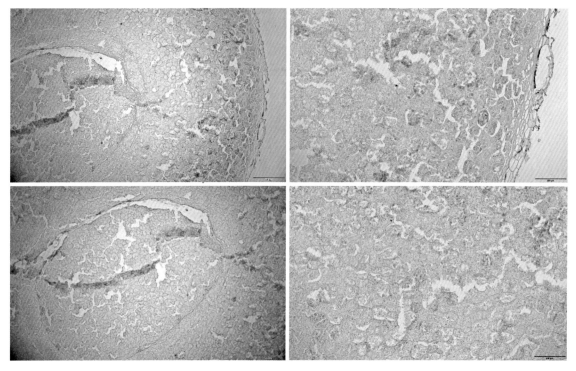

双参横切面

136. 水茄根 Shuǐ Qié Gēn

  本品为茄科植物水茄 *Solanum torvum* Sw. 的干燥根。散瘀,通经,消肿,止痛,止咳。

  根 木栓细胞多层,排列紧密,部分剥落。皮层较窄,细胞排列疏松,细胞间隙大。无限外韧型维管束。韧皮部不发达。形成层明显,环状。木质部发达,约占整个横切面的1/2,导管常单列辐射状排列,木射线明显。

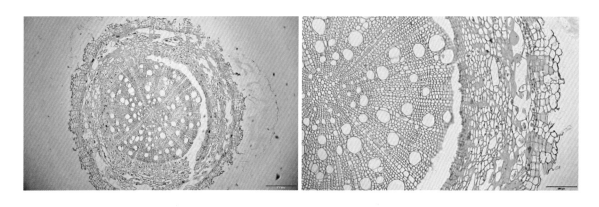

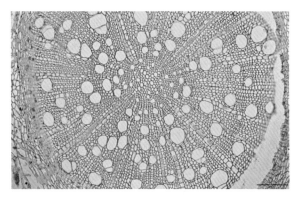

水茄横切面

137. 水仙 Shuǐ Xiān

本品为石蒜科植物水仙 *Narcissus tazetta* subsp. *chinensis* (M. Roem.) Masam. et Yanagih. 的干燥鳞茎。清热解毒,散结消肿。

鳞茎　条形,由表皮、皮层、维管束构成。表皮细胞形态规则,较小。皮层由众多薄壁细胞组成。韧皮部窄,形成层不明显,木质部圆形,导管较少,以3～5个最多。

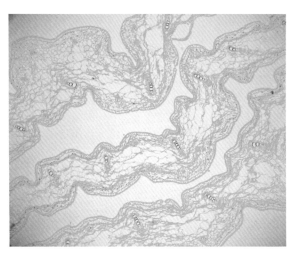

水仙横切面

138. 四块瓦 Sì Kuài Wǎ

本品为金粟兰科植物宽叶金粟兰 *Chloranthus henryi* Hemsl. 或多穗金粟兰 *Chloranthus multistachys* Pei 的干燥根及根茎。祛风除湿,活血散瘀。

根 表皮细胞1列,细胞径向延长,外被角质层。皮层宽广,宽为中柱直径的1.2～1.4倍,外皮层细胞1列,扁长方形;中皮层薄壁细胞15～16列,有油细胞和石细胞散在,石细胞单个或2～4个成群散在;内皮层细胞1列,凯氏点明显。维管束辐射型,初生木质部七原型。

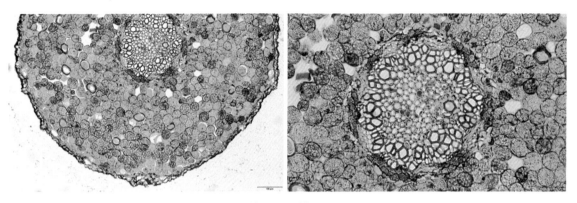

四块瓦(根)横切面

根茎 木栓细胞2～4列。皮层宽广,皮层薄壁细胞7～15列,细胞类圆形或椭圆形,内含有草酸钙方晶;内皮层细胞1～2列,明显可见。中柱较宽,维管束外韧型,环状排列。韧皮部由筛管、伴胞和韧皮薄壁细胞组成。形成层不明显。导管、木纤维径向排列,导管直径通常小于髓射线细胞。髓部宽广,髓射线细胞径向排列。有石细胞和油细胞散在。

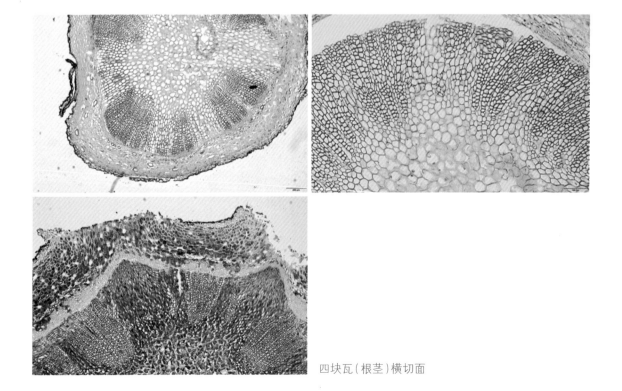

四块瓦(根茎)横切面

139. 苏铁果 Sū Tiě Guǒ

本品为苏铁科植物苏铁 *Cycas revoluta* Thunb. 的干燥种子。平肝降压,镇咳祛痰,收敛固涩。

种仁　均由薄壁细胞组成,细胞圆形、类圆形、类方形、类多边形等,薄壁细胞内含有大量营养物质。

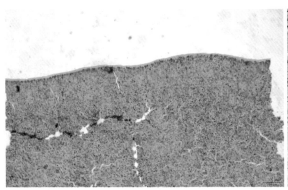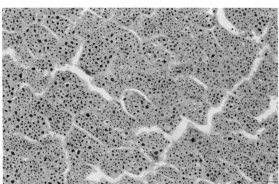

苏铁果(种仁)横切面

140. 算盘子 Suàn Pán Zi

本品为叶下珠科植物算盘子 *Glochidion puberum* (L.) Hutch. 的干燥果实、根、叶。清热解毒,止泻利湿,祛风活络。

叶　非腺毛可见,由1～4个细胞组成。上表皮细胞2列,下表皮细胞1列,排列整齐。栅栏组织1列,长柱形;海绵组织间隙大。主脉维管束上、下方的表皮内侧具厚壁组织,主脉维管束U字形。木质部导管纵向排列。韧皮部较窄。形成层不明显。

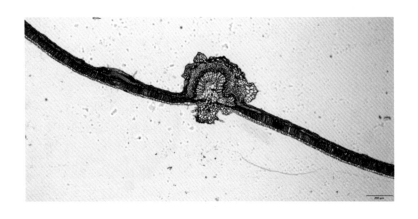

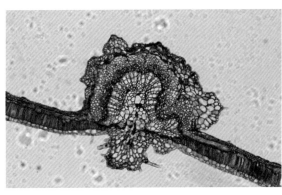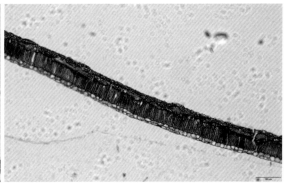

算盘子(叶)横切面

果实　外果皮为1列细胞,细胞类方形,排列紧密。中果皮由1～7列薄壁细胞组成,细胞长方形、类长方形,细胞大小不等。内果皮由1～2列长短不等的扁平细胞组成。

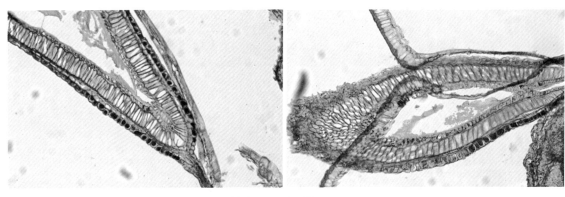

算盘子(果实)横切面

【附注】茎　表皮细胞1列,外具角质层。皮层窄。韧皮部较窄,外侧具纤维束,成环状排列。形成层不明显。木质部较宽,导管较少,多单个散在。射线内宽外窄。髓部宽广。

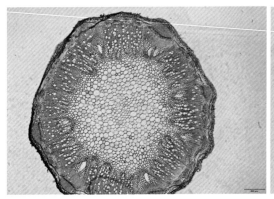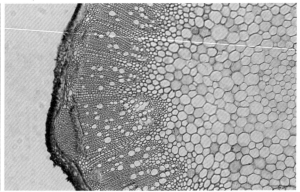

算盘子茎横切面

T

141. 太白米 Tài Bái Mǐ

　　本品为百合科植物假百合 *Notholirion bulbuliferum* (Lingelsh. ex H. Limpricht) Stearn 的干燥鳞茎。理气和胃，祛风止咳。

　　鳞茎　最外层为1～3列厚壁细胞。其内有1～2列薄壁细胞，类长方形，含大量淀粉粒。肉质鳞叶及鳞芽细胞类圆形，富含淀粉粒，淀粉粒中可明显看到圆柱形、方形或球形草酸晶体。

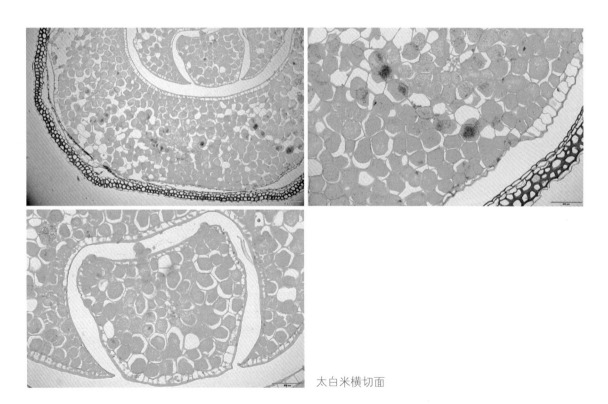

太白米横切面

142. 桃儿七 Táo ér Qī

　　本品为小檗科植物桃儿七 *Sinopodophyllum hexandrum* (Royle) Ying 的干燥根及根茎。祛风除湿，止咳止痛，活血解毒。

根　表皮细胞1列,排列紧密,外被角质层。皮层宽;外皮层1列,较小,排列紧密;中皮层宽广;内皮细胞1列,内皮层凯氏点可见。初生木质部5原型,维管束辐射型。

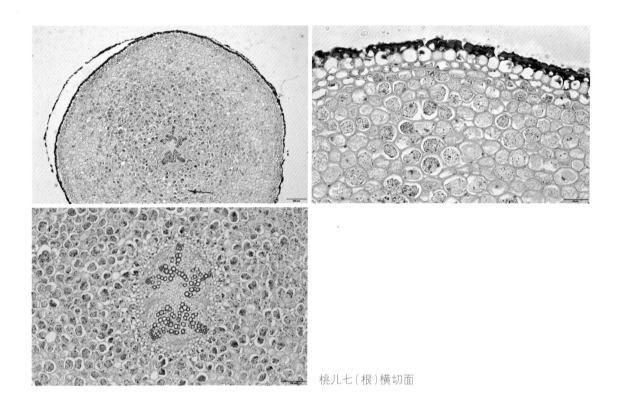

桃儿七(根)横切面

根茎　木栓细胞数列至10余列;栓内层可见。皮层宽广,散有根迹维管束。中柱维管束外韧型,韧皮部与木质部约等长。形成层明显。木质部主要由导管与薄壁细胞组成。射线宽,细胞可达20列。髓部大,由薄壁细胞组成。

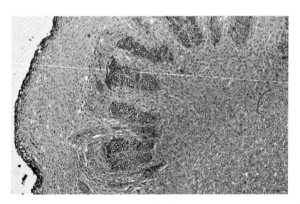

桃儿七(根茎)横切面

143. 藤乌 Téng Wū

本品为毛茛科植物瓜叶乌头 *Aconitum hemsleyanum* Pritz. 的干燥块根。祛风除湿，活血镇痛，搜风祛湿，补肾壮阳。

块根　后生皮层为3～4列棕色细胞。皮层细胞7～8列，长条形或不规则形，切向排列，其间有多数石细胞。形成层在根的上段呈四边形，中段、下段均为五角形。木质部束中导管1～3列，径向排列或V字形，排列紧密。

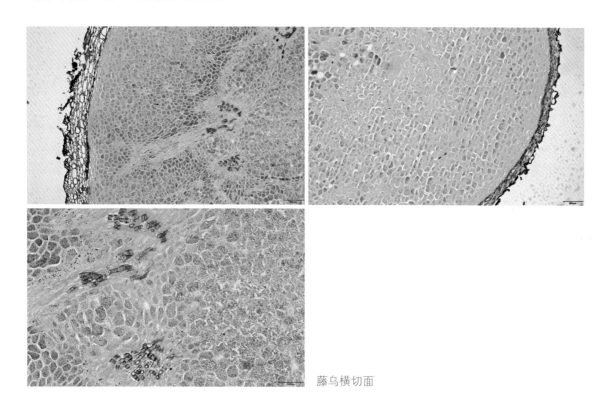

藤乌横切面

144. 天名精 Tiān Míng Jīng

本品为菊种植物天名精 *Carpesium abrotanoides* L. 的干燥全草。清热，化痰，解毒，杀虫，破瘀，止血。

茎　表皮由1列排列紧密的、略呈椭圆形的薄壁细胞组成，常被2～3个细胞组成的单列非腺毛。皮层薄壁细胞约10列。外韧型维管束，20～40余束环状排列。韧皮部外侧具纤维束，多呈半月形，壁木化；韧皮部狭。形成层不明显。木质部略呈三角形或三角状半圆形，主要由木纤维和导管组成。髓射线较窄，由2至数列径向延长的薄壁细胞组成。髓部发达，由类圆形的薄壁细胞组成。

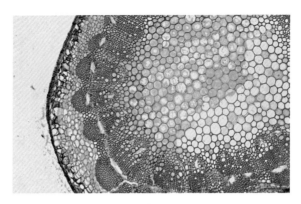

天名精（茎）横切面

145. 天南星 Tiān Nán Xīng

　　本品为天南星科植物天南星（一把伞南星）*Arisaema erubescens* (Wall.) Schott.、异叶天南星（天南星）*Arisaema heterophyllum* Blume.或东北天南星 *Arisaema amurense* Maxim.的干燥块茎。散结消肿。

　　块茎　由表皮、基本组织和维管束组成。最外层为表皮，1列细胞，扁方形，排列整齐、紧密。基本组织在表皮内部，细胞多角形，为紧密的机械组织，内为薄壁细胞，其细胞较大，排列疏松，具明显细胞间隙。在基本组织中，有许多散生的有限外韧型维管束，维管束的外围为维管束鞘，由木质化的厚壁组织组成鞘状结构，初生木质部在横切面上排列成"V"形，初生韧皮部位于初生木质部的外方。薄壁组织中散生大量的黏液细胞，草酸钙针晶成束存在于黏液细胞中。

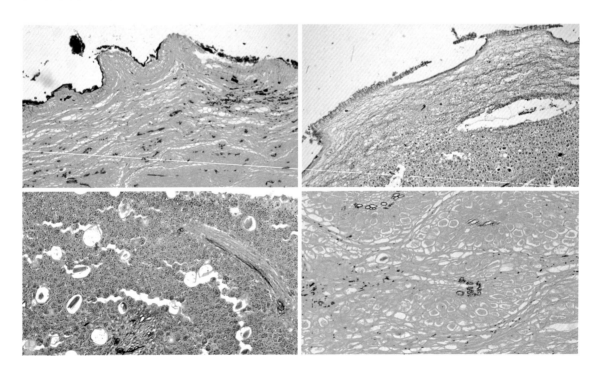

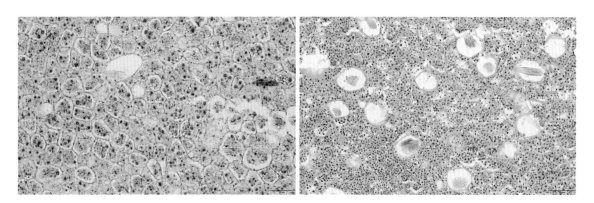

天南星横切面

146. 天仙子 Tiān Xiān Zǐ

　　本品为茄科植物莨菪（天仙子）*Hyoscyamus niger* L.的干燥成熟种子。解痉止痛，平喘，安神。

　　种子　种皮外表面呈不规则的波状凸起，凸起上可见透明状的纹理。种皮内表皮细胞1列，多切向延长，壁薄，细胞壁稍皱缩，内含棕色物质。胚乳细胞壁稍厚，内含脂肪油滴及糊粉粒。子叶细胞壁薄，内含油滴。

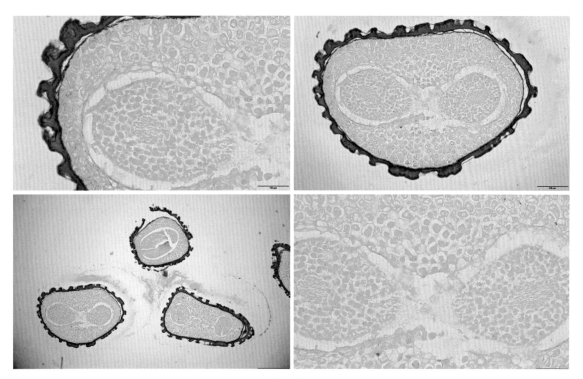

天仙子横切面

147. 铁棒锤 Tiě Bàng Chuí

本品为毛茛科植物铁棒锤 *Aconitum pendulum* Busch 的干燥块根。祛风止痛，散瘀止血，消肿拔毒。

块根　块根后生皮层为1～2列棕黄色细胞。皮层为6～7列切向延长的细胞。形成层为五边或多边的星状，有时环形。维管束排成"U"字形或辐射状。

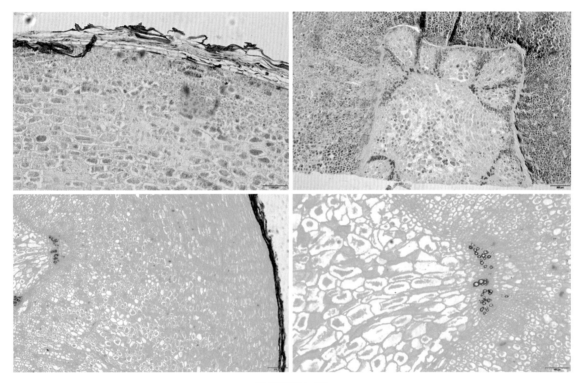

铁棒锤横切面

148. 铁线莲 Tiě Xiàn Lián

本品为毛茛科植物铁线莲 *Clematis florida* Thunb. 或重瓣铁线莲 *Clematis florida* var. *flore-pleno* D. Don 的干燥全株或根。利尿，通络，理气通便，解毒。

茎　表皮为1列细胞，排列紧密。皮层极窄，细胞1～3列。有限外韧型维管束环状排列。韧皮部类椭圆形，两端较尖，中间膨大，韧皮部外侧有发达的韧皮纤维，排列成三角形。形成层可见。木质部三角形，内侧较尖，外侧最宽；导管类圆形，排列紧密；木射线由3～10列厚壁细胞组成。髓部较小，薄壁细胞圆形、类圆形，大小不等，细胞间隙大。

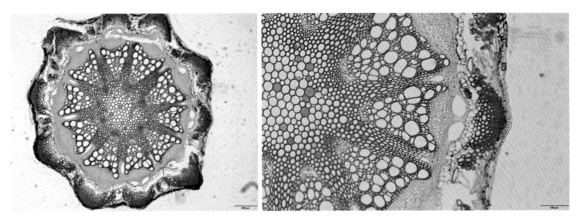

铁线莲（茎）横切面

149. 头顶一颗珠 Tóu Dǐng Yì Kē Zhū

　　本品为百合科植物吉林延龄草 *Trillium camschatcense* Ker Gawler 或延龄草 *Trillium tschonoskii* Maxim. 的干燥根茎及根。镇静，止痛，活血，止血。

　　根茎　表皮由 2～3 列长方形、切向排列的木栓化细胞组成。皮层中部细胞尖长方形或多角形，有根迹维管束斜向或垂直通过，内皮层不明显。中柱占横切面的 2/5 左右，外侧维管束排列紧密，周木型或外韧型，数个相聚或单个散在；内侧维管束呈分枝状分散，中柱薄壁组织含淀粉粒。

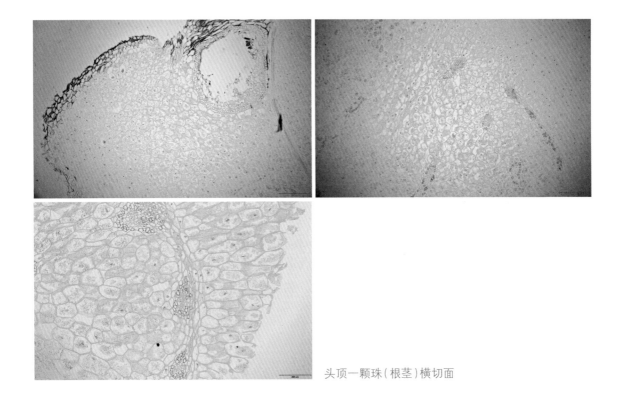

头顶一颗珠（根茎）横切面

    根 根被组织具1～2列细胞，细胞切向延长，类方形，壁木栓化、淡棕色。外皮层具有1～2列排列紧密的细胞，靠外侧的细胞壁多皱缩弯曲；皮层中有2圈由壁极皱缩的细胞形成的环带；内皮层细胞1列，较小，紧密排列，凯氏点隐约可见。中柱鞘细胞小而紧密。初生木质部通常4或5束，由数个类圆形导管组成。韧皮部位于木质部之间。中央为髓部，薄壁细胞内含淀粉粒。

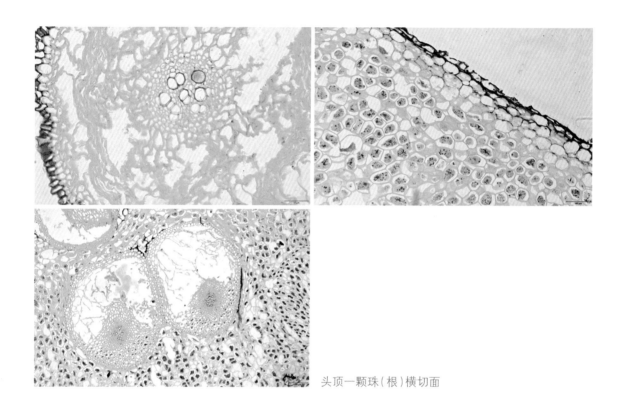

头顶一颗珠（根）横切面

150. 土荆芥 Tǔ Jīng Jiè

    本品为苋科植物土荆芥 *Dysphania ambrosioides* (L.) Mosyakin & Clemants 的干燥全草。祛风除湿，杀虫止痒，活血消肿。

    茎 表皮为1列扁平的薄壁细胞，常被腺毛。棱角处厚角组织多见，厚角细胞4～5列。皮层窄。异常维管束排列成环，无限外韧型。正常维管束外韧型，韧皮部狭窄，由4～5列细胞组成；形成层不明显；木质部导管单个散在或数个成群。髓部宽广，有时破裂成空洞状。

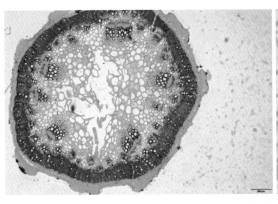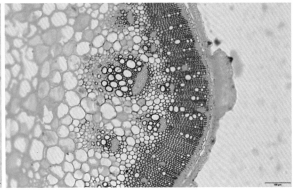

土荆芥(茎)横切面

叶　上、下表皮均为1列细胞,非腺毛和腺毛均可见。叶肉组织窄,海绵组织和栅栏组织界限不明显。主脉维管束类圆形。上、下表皮均有囊状腺毛,头部单细胞,略呈矩圆形,柄为1～4个细胞;非腺毛为1～7个细胞,顶端细胞长而钝圆,壁薄多扭曲;气孔可见。叶肉组织中有草酸钙砂晶、簇晶及方晶。此外,偶见头部为2个细胞,柄为6～9个细胞的腺毛,其基部细胞膨大呈锥状。

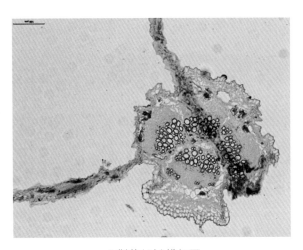

土荆芥(叶)横切面

151. 土木香 Tǔ Mù Xiāng

本品为菊科植物土木香 Inula helenium L.的干燥根。健脾和胃,调气解郁,止痛安胎。

根　木栓层为数列木栓细胞。韧皮部宽广。形成层环不甚明显。木质部射线宽6～25列细胞;木质部导管少,单个或数个成群,径向排列;木纤维少数,成束存在于木质部中心的导管周围。薄壁细胞含菊糖。油室分布于韧皮部与木质部。

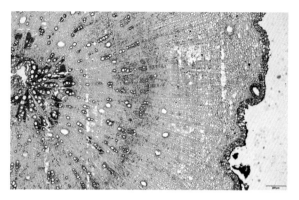

土木香横切面

152. 土细辛 Tǔ Xì Xīn

本品为马兜铃科植物杜衡 *Asarum forbesii* Maxim.或其同属多种植物的干燥全草。祛风散热,消痰行水,活血止痛,解毒。

根　表皮细胞1列,排列紧密,细胞类方形。皮层宽广,由大小不等的薄壁细胞组成,细胞间隙较大。维管束外韧型。韧皮部窄,韧皮部外侧纤维束断续排列成环状。形成层不明显。木质部较发达,导管多单个径向排列,类圆形或类多边形。髓部可见,由薄壁细胞组成。

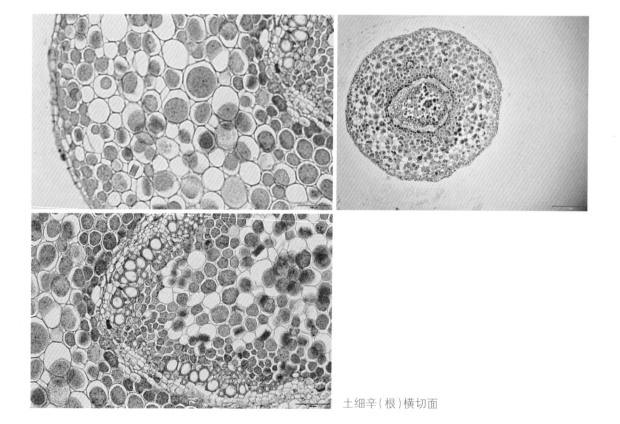

土细辛(根)横切面

153. 土一枝蒿 Tǔ Yì Zhī Hāo

　　本品为菊科植物云南蓍 *Achillea wilsoniana* Heimerl ex Hand.- Mazz. 的干燥全草。祛风除湿，散瘀止痛，解毒消肿。

　　茎　表皮为1列薄壁细胞，细胞外壁常突起。棱角处厚角组织多见，厚角细胞4～8列。皮层窄。无限外韧型维管束25～30个，排列成环状。韧皮部半圆形。形成层呈凹凸不平的环状。木质部不发达，导管数个成群，多边形。髓射线明显；髓部宽广，有时破裂成空洞状。

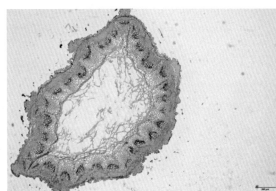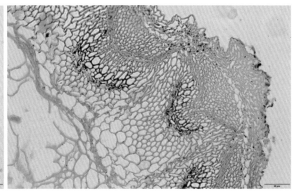

土一枝蒿（茎）横切面

154. 娃儿藤（三十六荡）Wá ér Téng

本品为夹竹桃科植物娃儿藤 *Tylophora ovata* (Lindl.) Hook. ex Steud.的干燥全草。祛风除湿，散瘀止痛。

茎　表皮细胞1列，外被厚的角质层，部分形成多细胞的非腺毛。皮层较厚，具乳汁管。韧皮部较窄，环状排列。形成层不明显。木质部较宽，次生木质部导管较大，多单个径向排列。中央具较大的髓部。

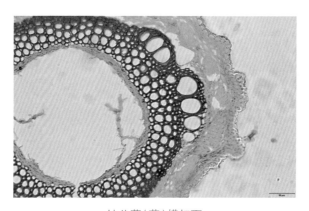

娃儿藤（茎）横切面

叶　上表皮细胞1列，角质层薄，无气孔；下表皮细胞1列，较小，具气孔。栅栏组织由单列细胞组成，细胞较长，约占叶片横切面的1/2；海绵组织疏松。中脉维管束半月形，上表皮下方和下表皮上方均具厚角组织。薄壁细胞中分布有草酸钙簇晶、方晶或砂晶，乳汁管不易见。

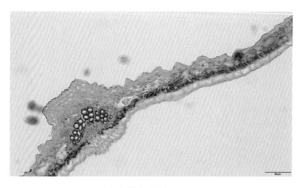

娃儿藤（叶）横切面

155. 瓦草 Wǎ Cǎo

本品为石竹科黏萼蝇子草Silene viscidula Kom.的干燥根。镇痛,止血,清热,利尿。

根　木栓层由8～12列细胞组成。皮层宽广,由10～25列细胞组成,细胞切向延长,椭圆形。外韧型维管束。韧皮射线宽广,细胞切向延长,类方形或多角形。木质部导管放射状排列,木射线宽广,细胞类方形或多角形。薄壁细胞含大量的草酸钙簇晶。

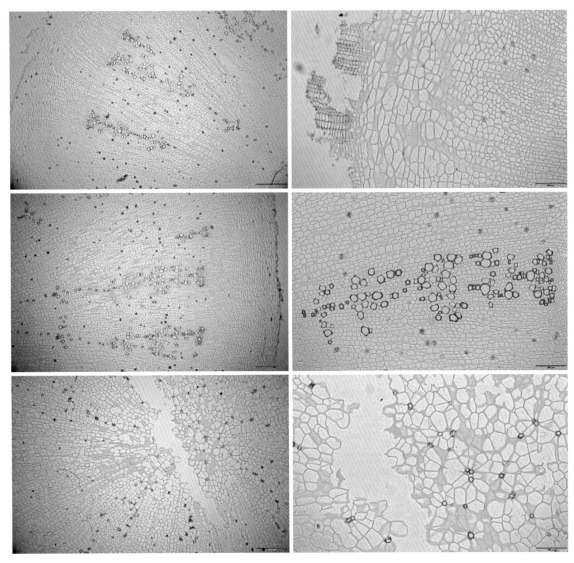

瓦草横切面

156. 万年青 Wàn Nián Qīng

本品为天门冬科植物万年青 *Rohdea japonica* (Thunb.) Roth 的干燥根及根茎。清热解毒,强心利尿,凉血止血。

根茎　木栓细胞数列。皮层较宽广,有的细胞含草酸钙针晶束;内皮层明显。中柱维管束周木型和外韧型,散列,靠内皮层处的维管束较密,几乎排列成环。

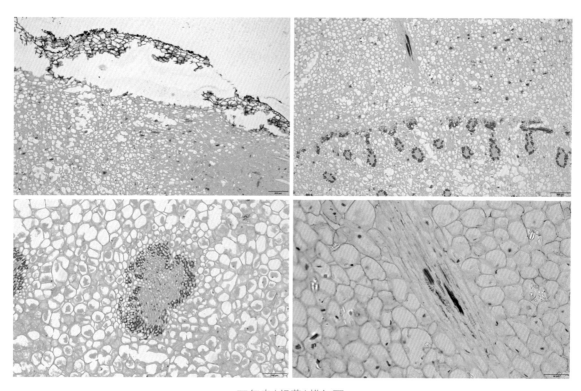

万年青(根茎)横切面

157. 乌桕根 Wū Jiù Gēn

本品为大戟科植物乌桕 *Triadica sebiferum* (L.) Small 的干燥根。泻火逐水,利尿消肿。

根　木栓层由数列扁平的木栓细胞组成,排列整齐。皮层较窄,常见裂隙,由类圆形或类椭圆形细胞组成,细胞内散有草酸钙簇晶。韧皮部较窄,也可见裂隙,细胞稍小,形状不规则。皮层和韧皮部分布有大量的石细胞群。形成层不明显。木质部宽广,导管单个散在或由2至多个成列,放射状排列。射线多由1列细胞组成。

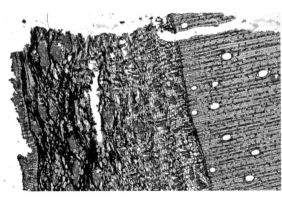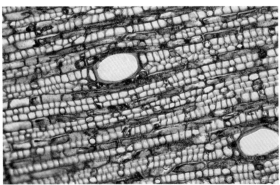

乌桕根横切面

158. 无根藤 Wú Gēn Téng

本品为樟科植物无根藤 *Cassytha filiformis* L.的干燥全草。清热利湿,凉血止血。

茎 类圆形。表皮细胞1列,类圆形,排列紧密,外切向壁角质增厚。有时可见非腺毛。下皮层约由3列细胞组成,最内1列径向延长。皮层分布有分泌腔,口径大,类椭圆形,排列成环。分泌腔之间存在纤维束。内皮层可见,处于分泌腔下方。木质部导管孔径较大,不规则多边形,紧密排列成环。髓部薄壁细胞类圆形。

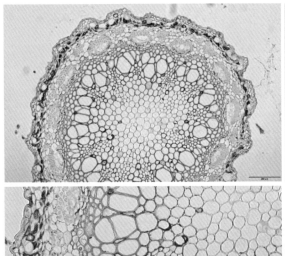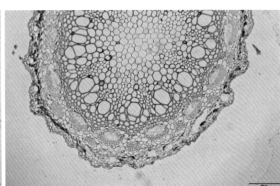

无根藤(茎)横切面

159. 无患子 Wú Huàn Zǐ

　　本品为无患子科植物无患子 *Sapindus saponaria* L.的干燥果实。清热祛痰，消积杀虫。
　　果实　外果皮为2～4列细小的类方形细胞，外被较厚角质，内含红棕色物质，栅栏状排列。中果皮靠近表皮一侧有6～10列厚角细胞，内含棕色物质，其内侧为薄壁细胞和大量溶生式分泌腔，众多草酸钙簇晶、方晶、石细胞夹杂其中。外韧型维管束稀疏分布，韧皮部外侧有木化的纤维束。内果皮为4～5列极扁平的木化细胞，紧密层叠。

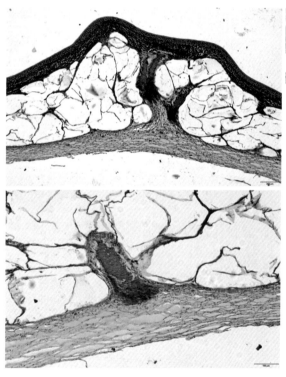

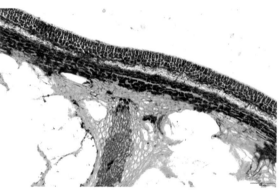

无患子横切面

160. 无患子树皮 Wú Huàn Zǐ Shù Pí

　　本品为无患子科植物无患子 *Sapindus saponaria* L.的干燥树皮。解毒，利咽，祛风杀虫。
　　树皮　木栓层为多列细胞，落皮层明显，木栓形成层细胞含棕黄色物质，栓内层和韧皮部为石细胞环层。韧皮部占极大部分，韧皮纤维束众多，辐射状由内向外排列，向外逐渐变窄，其内散有多数石细胞群，大多数石细胞腔内含草酸钙方晶。

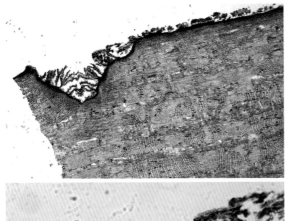
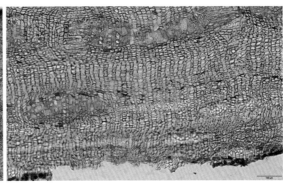
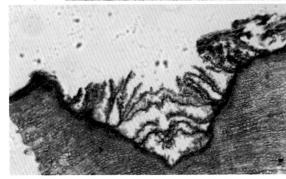

无患子树皮横切面

161. 无毛崖爬藤（九节莲） Wú Máo Yá Pá Téng

本品为葡萄科植物无毛崖爬藤 *Tetrastigma obtectum* var. *glabrum* (H. Lév. & Vant.) Gagnep. 的干燥根、全草。活血解毒，祛风湿。

藤茎　表皮为1列细胞，细胞壁较厚，木栓化。皮层窄，由3～5列薄壁细胞组成，内含草酸钙针晶和草酸钙簇晶。无限外韧型维管束。韧皮纤维发达，位于韧皮部外侧，半球形。木质部呈连续的环状，导管口径大，单列放射状排列。髓部大，约占整个横切面的1/2，均由薄壁细胞组成。

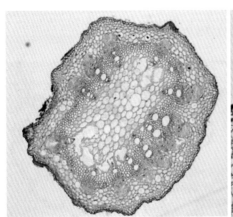
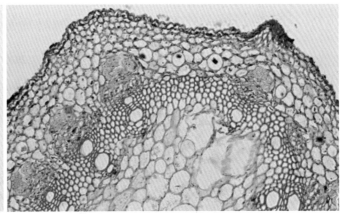

无毛崖爬（藤茎）横切面

叶　上、下表皮细胞各1列,细胞呈扁小长方形,排列紧密。栅栏组织为1列柱状细胞;海绵组织排列较紧密。主脉维管束外韧性。

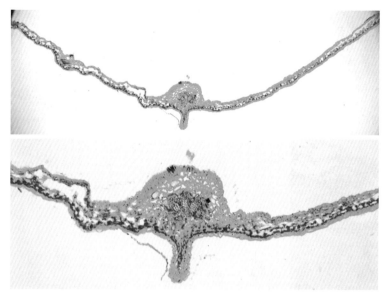

无毛崖爬藤(叶)横切面

162. 吴茱萸 Wú Zhū Yú

本品为芸香科植物吴茱萸 *Evodia rutaecarpa* (Juss.) Benth.、石虎 *Evodia rutaecarpa* (Juss.) Benth. var. *officinalis* (Dode) Huang 或疏毛吴茱萸 *Evodia rutaecarpa* (Juss.) Benth. var. *bodinieri* (Dode) Huang 的干燥近成熟果实。温中,止痛,理气,燥湿。

果实　类圆形,中央分为5室。外果皮表皮细胞1列,类圆形,排列整齐,大多含橙皮苷结晶;可见多数气孔和少数非腺毛及非腺毛脱落后的瘢痕。中果皮较厚,散有纤维束和多数大型油室,薄壁细胞含草酸钙簇晶,近内果皮尤密。内果皮为4～5列薄壁细胞,长方形,切向排列,较中果皮细胞小。果实每室内有1粒种子,类三角形。种皮石细胞栅栏状排列,壁较厚,种皮内全为胚乳组织。

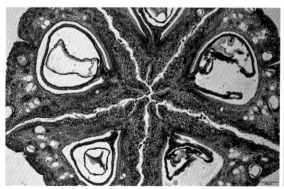
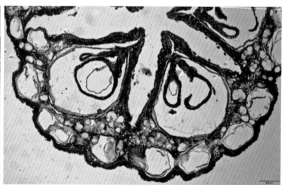

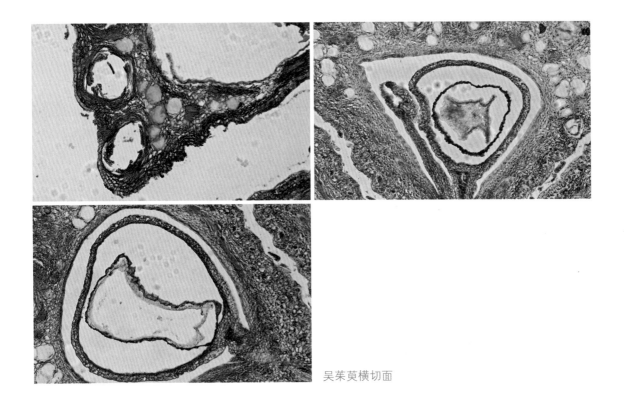

吴茱萸横切面

163. 五色梅 Wǔ Sè Méi

　　本品为马鞭草科植物马缨丹 *Lantana camara* L. 的干燥地上部分。消肿解毒，祛风止痒。

　　茎　表皮为1列长方形细胞，有非腺毛和腺毛。皮层较宽广，由数列薄壁细胞组成，厚壁组织明显，成束分布于皮层内的棱角处；外皮层为2～5列细胞，排列紧密整齐。维管束外韧型。韧皮部较窄。形成层明显，环状。木质部导管椭圆形，木纤维多角形。中央具较大的髓部，由大型薄壁细胞组成。

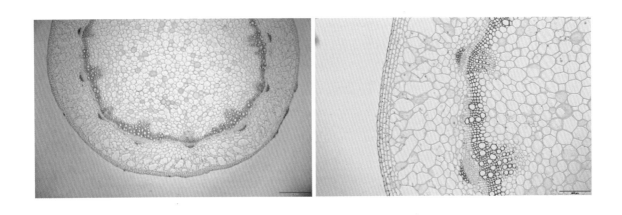

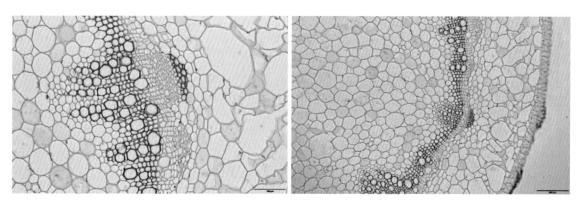

五色梅(茎)横切面

叶　上表皮细胞1列,类方形或略切向延长,下表皮细胞细小,角质状增厚,上、下表皮均可见单细胞或多细胞的非腺毛。栅栏组织较窄,细胞1列,长条形,不通过中脉;海绵组织细胞排列疏松,较发达。主脉维管束外韧型。木质部发达,导管类方形,排列紧密,辐射状。韧皮部狭窄。

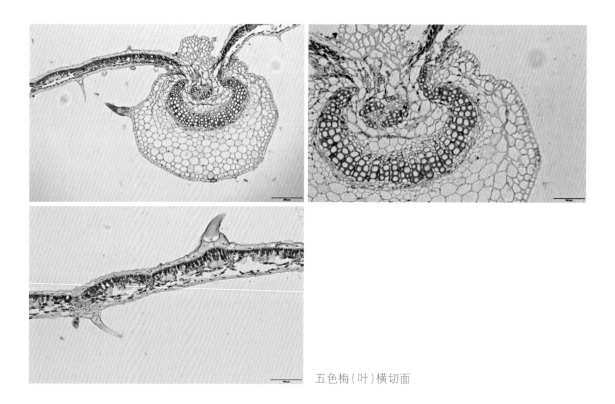

五色梅(叶)横切面

164. 豨莶草 Xī Xiān Cǎo

本品为菊科植物豨莶 *Siegesbeckia orientalis* L.、腺梗豨莶 *Siegesbeckia pubescens* Makino 或毛梗豨莶 *Siegesbeckia glabrescens* Makino 的干燥地上部分。祛风湿,利关节,解毒。

茎　表皮由1列长方形细胞组成,外被较薄角质层。皮层较窄,厚角组织位于皮层外侧,由3~6列不规则的多边形或类多边形细胞组成,局部增厚。维管束间隔排列,长卵形。韧皮部狭窄,常呈椭圆形或类圆形,断续排列成环,纤维束位于韧皮部的外侧。形成层明显。木质部导管多数成列。髓部较大,由薄壁细胞组成,有时中空。

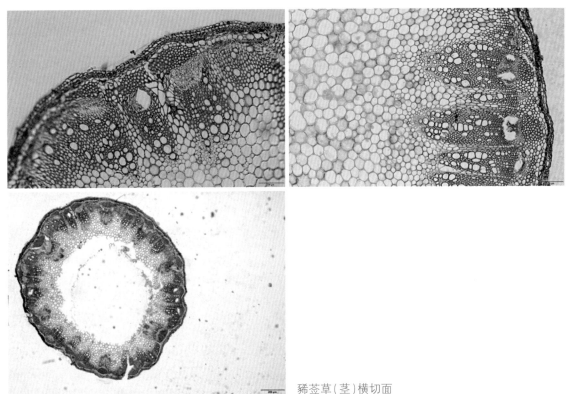

豨莶草(茎)横切面

165. 喜树叶 Xǐ Shù Yè

本品为蓝果树科植物喜树 *Camptotheca acuminata* Decne. 的干燥叶。清热解毒，祛风止痒。

叶　　上、下表皮均为1列细胞，上表皮细胞较下表皮细胞大。栅栏组织为2列长条形的薄壁细胞，栅栏组织没有通过主脉。海绵组织由多列排列疏松的薄壁细胞组成，细胞间隙大。主脉维管束外韧型，几乎呈圆形，靠近下表皮的木质部和韧皮部较靠近上表皮的木质部和韧皮部发达。主脉维管束外侧具发达的厚角组织。

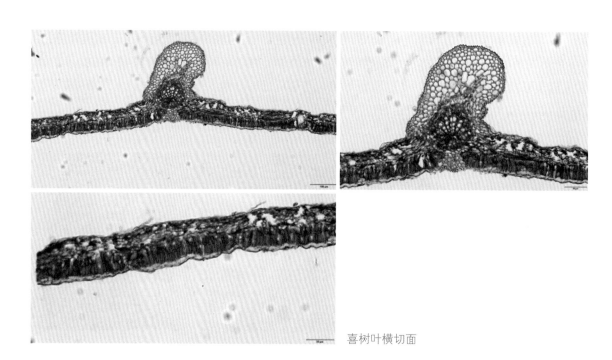

喜树叶横切面

166. 仙茅 Xiān Máo

本品为石蒜科植物仙茅 *Curculigo orchioides* Gaertn. 的干燥根茎。补肾阳，强筋骨，祛寒湿。

根茎　　木栓细胞3～10列。皮层宽广，偶见根迹维管束，皮层外缘有的细胞含草酸钙方晶。内皮层明显。中柱维管束周木型及外韧型，散列。薄壁组织中散有多数黏液细胞，类圆形，内含草酸钙针晶束。薄壁细胞充满淀粉粒。

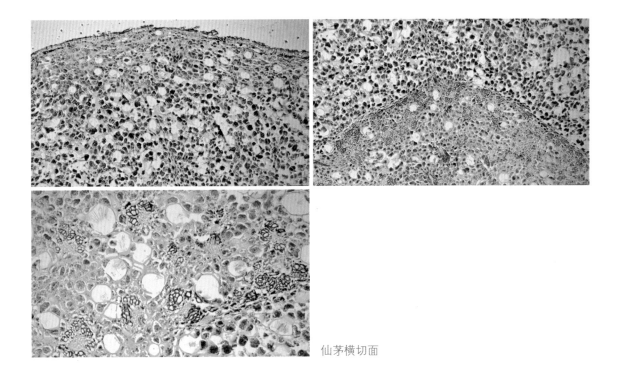

仙茅横切面

167. 相思子 Xiāng Sī Zǐ

本品为豆科植物相思子*Abrus precatorius* L.的干燥成熟种子。涌吐,杀虫。

种子 表皮为1列栅状细胞,排列紧密,壁厚,胞腔狭长,内含紫红色或紫黑色色素。其下为1列切向延长的支持细胞,两端略膨大,边缘不规则缢缩。外胚乳外侧薄壁细胞多角形,壁微波状弯曲,常呈颓废状。内胚乳为1列类方形厚壁细胞。子叶细胞多角形,壁厚,孔沟明显,内含大量糊粉粒团块。

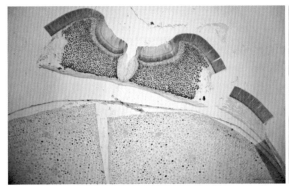
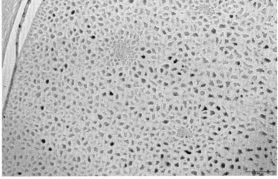

相思子横切面

168. 香加皮 Xiāng Jiā Pí

本品为萝藦科植物杠柳*Periploca sepium* Bge.的干燥根皮。利水消肿,祛风湿,强筋骨。

根皮 木栓层为10～30列细胞。栓内层宽广,细胞多切向延长,薄壁细胞含草酸钙方晶,有石细胞及乳汁管分布。射线宽1～5列细胞。韧皮部乳汁管较多,切向延长椭圆形,薄壁细胞含方晶及细小淀粉粒。

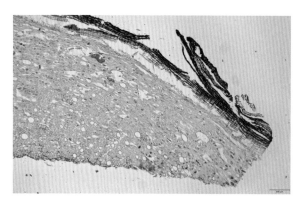

香加皮横切面

169. 小贯众 Xiǎo Guàn Zhòng

本品为鳞毛蕨科植物贯众*Cyrtomium fortunei* J. Sm.的干燥带叶柄残基的根茎。清热平肝,解毒杀虫,止血。

根茎 表皮细胞1列。细胞类圆形,棕色,外被鳞片。外皮层(下皮)由棕褐色细胞组成。皮层薄壁细胞无间隙,细胞内含淀粉粒和黄褐色块状树脂。中心中柱有4～8个较大的维管束断续排列成环,外侧有3～5个小型叶迹维管束,每一维管束周围有内皮层环,细胞内含淀粉粒或树脂块。薄壁细胞内亦含淀粉粒和树脂块。

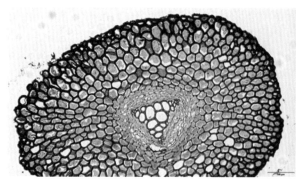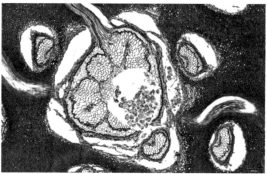

小贯众(根茎)横切面

　　叶柄基部　表皮细胞1列，细胞扁方形或类圆形，暗棕色。下皮层内有7～8列厚壁细胞，类圆形或多角形，木化，棕褐色，无间隙，细胞中含淀粉粒和树脂块。维管束周韧型，3～4个，周围各有内皮层细胞1列，细胞内含淀粉粒和树脂块。薄壁组织细胞类圆形，有细胞间隙，细胞内含淀粉粒和树脂块。

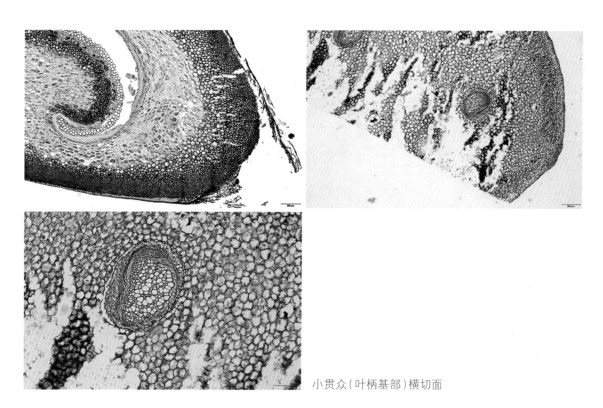

小贯众（叶柄基部）横切面

170. 小柿子 Xiǎo Shì Zi

　　本品为叶下珠科植物钝叶黑面神*Breynia retusa* (Dennst.) Alston的干燥根。清热解毒，止血止痛。

　　根　木栓层细胞多层，深棕色，有时外侧木栓层剥落呈帽状。皮层不明显，有时可见裂隙。无限外韧型维管束。韧皮部狭窄，细胞较小。形成层可见。木质部极发达，导管1～2列径向排列，在木质部区域可见多轮同心环状的年轮。

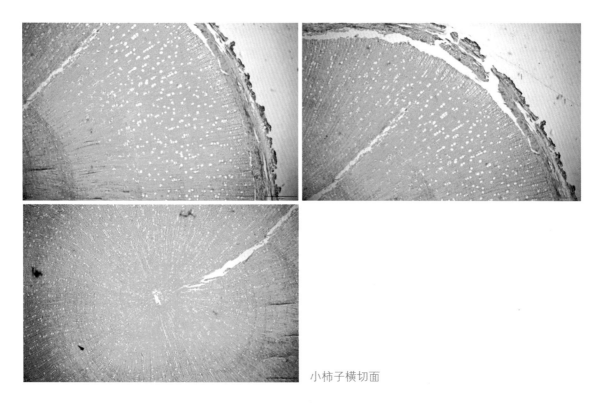

小柿子横切面

【附注】茎　木栓层细胞多层，多剥落，部分残留。皮层狭窄，裂隙多见。无限外韧型维管束。韧皮部不发达。形成层明显。木质部发达，导管常1列径向排列；木射线明显。髓部小，常中空。

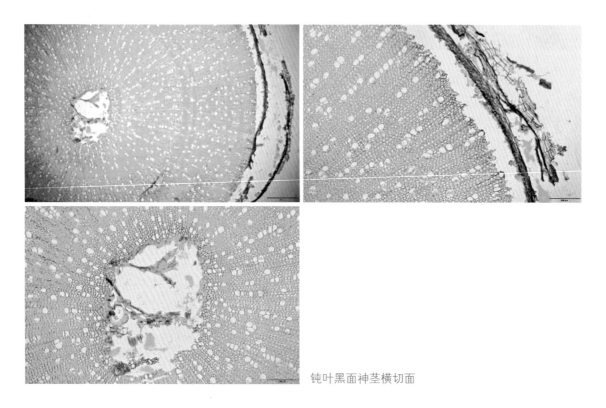

钝叶黑面神茎横切面

171. 雪胆 Xuě Dǎn

　　本品为葫芦科植物曲莲*Hemsleya amabilis* Diels的干燥块根。清热解毒，抗菌消炎，健胃，利湿止痛，止血。

　　块根　木栓层为数列至10数列木栓细胞。木栓层内层有断续排列的石细胞环，石细胞类方形、椭圆形或多角形。韧皮部较窄。木质部宽广，导管散在或数个成群，主要分布在木质部外侧。薄壁细胞中含细小淀粉粒。

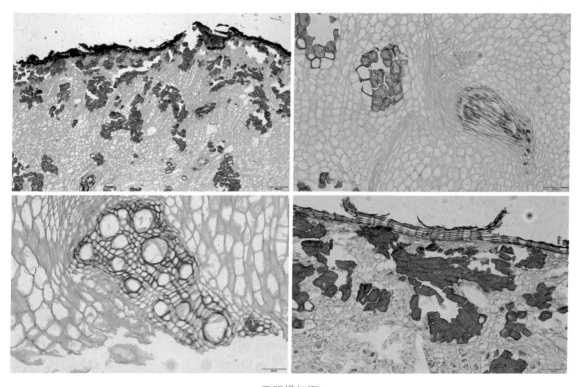

雪胆横切面

172. 雪莲花 Xuě Lián Huā

　　本品为菊科植物水母雪兔子*Saussurea medusa* Maxim.的干燥带根全草。补肾壮阳，调经止血。

　　茎　表皮细胞不规则，排列紧密。皮层宽，多裂隙。分泌道单个，含橘黄色物质。厚壁组织分布在维管束的两端。多个外韧维管束环状排列。韧皮部宽，筛管群明显。形成层不明显。木质部宽，导管卵圆状多边形，常聚集成群。髓大，具髓腔。

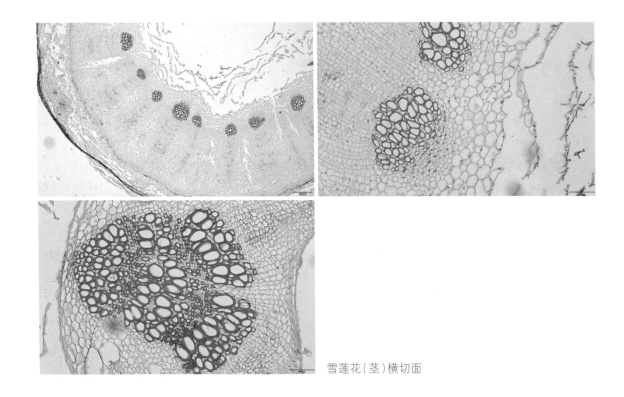

雪莲花（茎）横切面

173. 血三七 Xuè Sān Qī

　　本品为蓼科植物中华抱茎蓼*Bistorta amplexicaulis* subsp. *Sinensis* (F. B. Forbes & Hems. ex Steward) Soják 的干燥根茎。清热解毒，收敛止泻，活血止痛。

　　根茎　木栓层由2～7列木栓细胞组成，黄棕色。皮层由多列薄壁细胞组成，散在较多草酸钙簇晶，棱角较钝或稍尖锐。维管束外韧型，大小不一，断续环列。韧皮部外侧多散有纤维群或单个的纤维。形成层不明显。木质部导管较多，单个散在或数个聚集，常伴有木纤维。髓部较大，由薄壁细胞组成，有少数草酸钙簇晶散在。薄壁细胞内充满淀粉粒，有大量含黄棕色物的薄壁细胞。

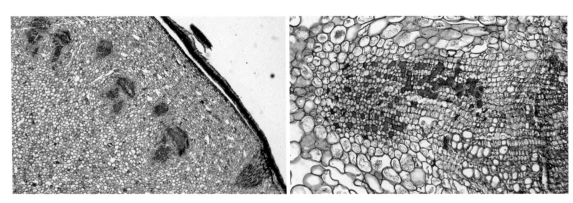

血三七横切面

174. 血水草 Xuè Shuǐ Cǎo

本品为罂粟科植物血水草 *Eomecon chionantha* Hance 的干燥根茎及根。清热解毒，散瘀止痛。

根茎 横切面近圆形，由表皮、皮层、维管束及髓部组成，表皮细胞1列，扁平，细胞壁厚。皮层由10～20列薄壁细胞组成，细胞类圆形，细胞间隙较大，细胞中含淀粉粒。皮层中常分布有根或叶迹维管束，维管束5～8个，形态各样，排成环形。韧皮部外侧具鞘状纤维，韧皮部窄，束间形成层不明显。木质部较宽广，分布有许多导管，圆形。髓部较大。皮层、髓射线、髓部中均分布有乳管，乳管多角形。

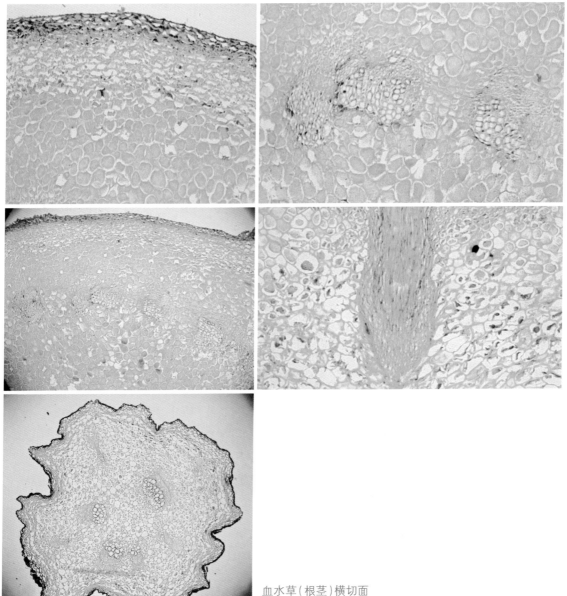

血水草（根茎）横切面

175. 寻骨风 Xún Gǔ Fēng

本品为马兜铃科植物寻骨风 *Isotrema mollissima* (Hance) X. X. Zhu, S. Liao & J. S. Ma 的干燥根或全草。祛风湿,通经络,止痛。

茎　表皮细胞1列,类方形或略切向延长,外壁稍厚,被角质层,并附有众多非腺毛。外侧皮层为2～3列厚角细胞组成,内侧皮层为薄壁细胞。皮层内石细胞散在或2个相聚。中柱鞘纤维排列成断续环状。大小不等的外韧型维管束5～8个放射状排列。韧皮部较窄。形成层明显。木质部导管多单个散在。髓射线较宽,髓部有石细胞,薄壁细胞含草酸钙簇晶。

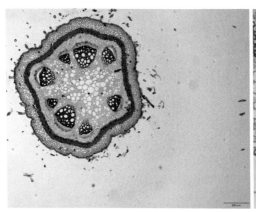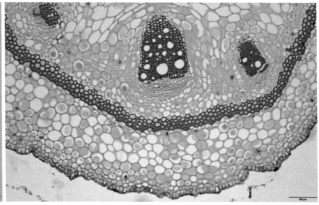

寻骨风(茎)横切面

叶　下表皮密被多细胞长非腺毛。上、下表皮细胞类长方形,垂周壁稍弯曲,切向延长。两面叶。上表皮下面为1列栅状组织,下表皮内侧为海绵组织,细胞排列疏松;叶肉组织中有少数簇晶,有分泌细胞散在。主脉维管束木质部靠上表皮,韧皮部靠下表皮,维管束外围有环状的厚角组织。

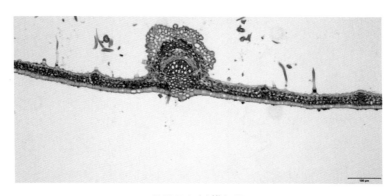

寻骨风(叶)横切面

176. 鸦胆子 Yā Dǎn Zǐ

本品为苦木科植物鸦胆子*Brucea javanica* (L.) Merr.的干燥成熟果实。清热解毒，截疟，止痢；外用腐蚀赘疣。

果实　外果皮最外1列表皮细胞较小，其内为2～3列类方形的薄壁细胞，内含红棕色物。中果皮为6～20余列类圆形薄壁细胞，中部有维管束环列，薄壁细胞内含草酸钙簇晶。内果皮由2条石细胞环带及1条原壁细胞环带构成，向外形成多角形突起。种皮表皮细胞1列，其内为1至数列营养薄壁细胞，向内为狭窄的黏液层。胚乳及子叶薄壁细胞充满糊粉粒和脂肪油滴。

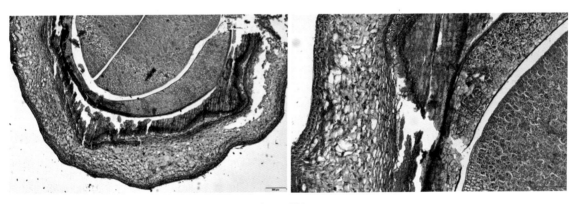

鸦胆子横切面

177. 烟草 Yān Cǎo

本品为茄科植物烟草*Nicotiana tabacum* L.的干燥叶。消肿解毒，杀虫。

叶　上、下表皮细胞各1列，排列紧密，表皮上密被毛茸。栅栏组织常为1列，由较短的柱状薄壁细胞组成，海绵组织常由3～4列细胞组成。主脉维管束宽"V"形，木质部在上方，韧皮部在下方。

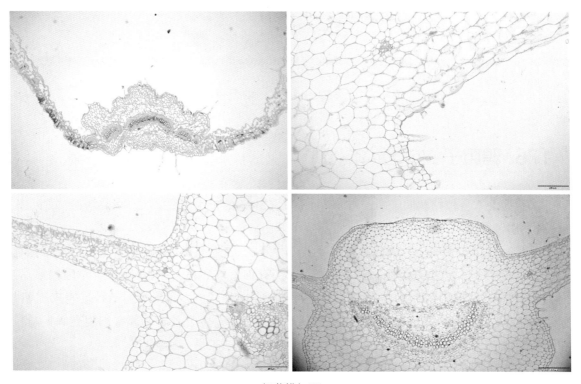

烟草横切面

178. 咽喉草（角茴香）Yān Hóu Cǎo

　　本品为罂粟科植物角茴香 *Hypecoum erectum* L. 的干燥根或全草。清热解毒，镇咳止痛。

　　茎　表皮细胞1列，切向长方形，外壁增厚。皮层狭窄，细胞2～4列，壁薄皱缩。中柱鞘纤维连续成环。外韧型维管束环状排列。髓多中空，薄壁细胞类圆形。

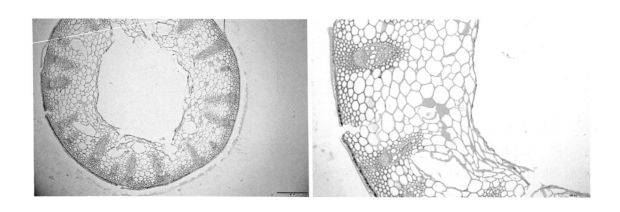

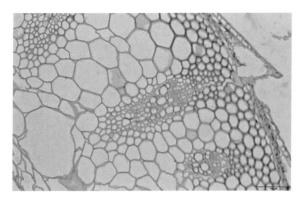

咽喉草（茎）横切面

179. 羊蹄 Yáng Tí

本品为蓼科植物皱叶酸模 *Rumex crispus* L. 或羊蹄 *Rumex japonicus* Houtt. 的干燥根。清热解毒，止血，通便，杀虫。

根　木栓层为1～3列木栓化的细胞，排列紧密。皮层较窄，由多列薄壁细胞组成，细胞排列疏松，棱脊处为近10列厚角细胞。韧皮部宽度约为木质部的1/3；形成层环状；木质部宽广，靠外侧1/3的木质部中木纤维极发达，木射线极窄；导管常数个径向排列，向内导管渐少、渐小，多单个散在稀疏排列，木射线明显。无髓部。

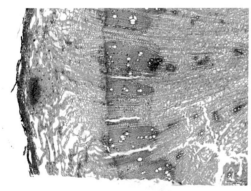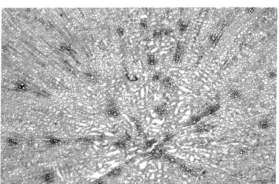

羊蹄横切面

180. 野菰 Yě Gū

本品为列当科植物野菰 *Aeginetia indica* L. 的干燥全草。清热解毒。

茎　表皮细胞1列，外被厚的角质层，部分形成单细胞的非腺毛。皮层极薄，常为1～2列薄壁细胞。无限外韧维管束环状排列；形成层不明显；木质部、韧皮部均不发达。中央具较大的髓部，由薄壁细胞组成，有时髓部破碎成中空。

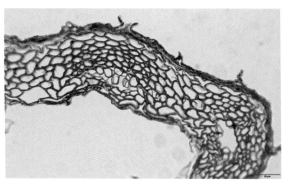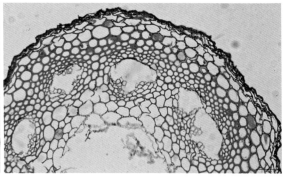

野菰（茎）横切面

181. 野棉花 Yě Mián Huā

本品为毛茛科植物野棉花 *Anemone vitifolia* Buch.-Ham. 的干燥根或全草。清湿热，解毒杀虫，理气散瘀。

根 木栓层由数列细胞组成，外被落皮层，深棕色，细胞多破碎。皮层和韧皮部有众多筛管群和纤维束散在，筛管群大多被纤维所包围，纤维木化，壁薄。形成层呈环状，由3～5列细胞组成，细胞扁长方形。木质部呈放射状排列，由导管、木纤维及木薄壁细胞组成，导管散列或纵列，木射线明显。

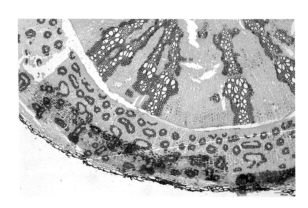

野棉花（根）横切面

182. 野漆树 Yě Qī Shù

本品为漆树科植物野漆 *Toxicodendron succedaneum* (L.) Kuntze 的干燥叶。散瘀止血，解毒。

叶 上、下表皮各由1列细胞组成，有时可见非腺毛。栅栏细胞1～2列，穿过主脉，细胞长条形；海绵组织细胞排列疏松，细胞间隙大。主脉维管束外韧型，扇形。薄壁组织中有乳汁管。

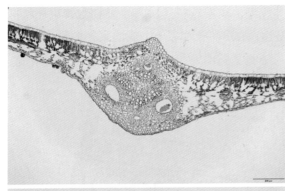
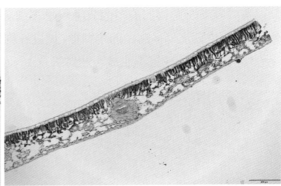
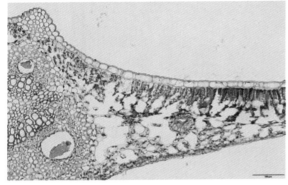

野漆树横切面

183. 叶下花 Yè Xià Huā

　　本品为菊科植物白背兔耳风*Ainsliaea pertyoides* var. *albotomentosa* Beauverd的干燥全草。祛风除湿,散瘀止血,消肿散结。

　　根　表皮为1列细胞,细胞类方形,排列紧密,细胞壁较厚。皮层宽广,约占整个横切面的1/2。周韧维管束,中央为木质部,木纤维发达,导管多单个径向排列;木质部外侧韧皮部环列。

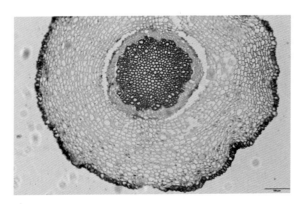

叶下花(根)横切面

茎　表皮细胞1列,有时表皮上可见多细胞非腺毛。皮层较窄。10多个外韧维管束环状排列,维管束中韧皮部呈略扁的半圆形,韧皮纤维发达;木质部导管多单个或成束径向排列,有时导管切向排列;形成层不明显。髓射线宽3～6列细胞。髓部发达,均由较大的薄壁细胞组成。

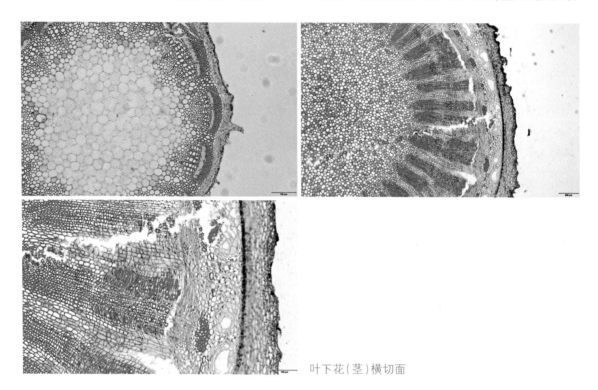

叶下花(茎)横切面

184. 一碗水 Yì Wǎn Shuǐ

本品为菊科植物莲叶橐吾 *Ligularia nelumbifolia* (Bur. et Franch.) Hand.-Mazz. 的干燥根。止咳化痰。

根　表皮细胞1列,类多角形,外壁及侧壁稍增厚微木化。皮层宽广,内皮层细胞1列。辐射型维管束。韧皮部较小。薄壁细胞中含大量淀粉粒。

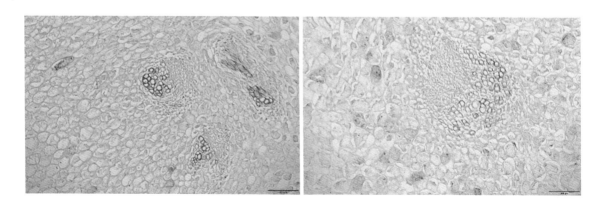

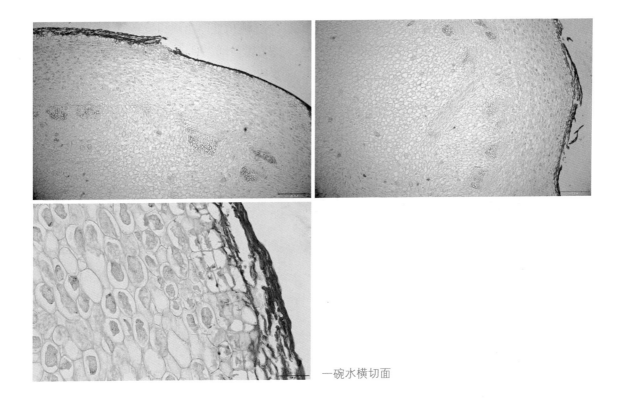

一碗水横切面

185. 一叶萩 Yí Yè Qiū

本品为叶下珠科植物叶底珠 *Flueggea suffruticosa* (Pall.) Baill. 的干燥嫩叶或根。祛风活血，补肾强筋。

叶 上、下表皮细胞均1列，下表皮细胞较小，具气孔。栅栏组织由2列细胞组成，细胞较长，栅栏组织约占叶片横切面的1/2；海绵组织细胞排列疏松。主脉维管束外韧型，扇形。叶片中央上表皮下方和下表皮上方均具厚角组织。

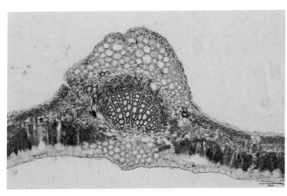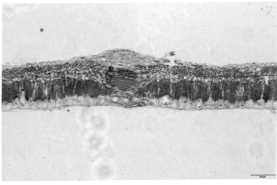

一叶萩（叶）横切面

【附注】茎　表皮细胞外侧有角质层。皮层几不可见，棱角处厚角组织发达。无限外韧维管束，韧皮部呈环状，位于维管束外侧，韧皮纤维发达，壁厚；木质部亦呈连续的环状，导管单个或成束径向排列，多类方形、多边形；形成层较明显。髓部发达，均由较大的薄壁细胞组成。

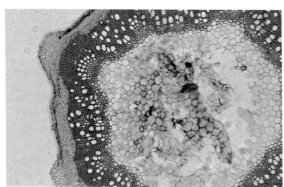
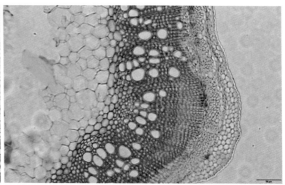

叶底珠茎横切面

186. 一枝黄花 Yì Zhī Huáng Huā

本品为菊科植物一枝黄花 *Solidago decurrens* Lour. 的干燥全草。清热解毒，疏散风热。

茎　茎表皮细胞类圆形，细胞壁略增厚，外壁波状弯曲，表皮偶尔可见瘤状突起。维管束外韧型，数目在16～33不等，且大小不一。髓部发达，由薄壁细胞组成。

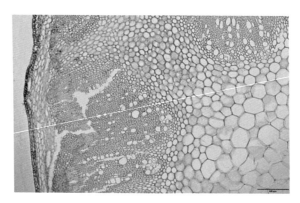

一枝黄花(茎)横切面

根　表皮细胞1列，细胞呈切向延长的类长方形或类方形，壁稍厚。皮层较宽，约占1/2～3/5，细胞呈切向延长的类长椭圆形、类长方形；内皮层细胞1列，切向排列，扁平较小。中柱约占1/2，细胞全部木化，射线状木薄壁细胞分成5束，维管束外韧型，形成层不明显；韧皮部外侧有纤维束，韧皮部细胞细小，不规则形；木质部导管略成放射状排列，中央木薄壁细胞多角状，较小，壁较厚。中央有髓部。

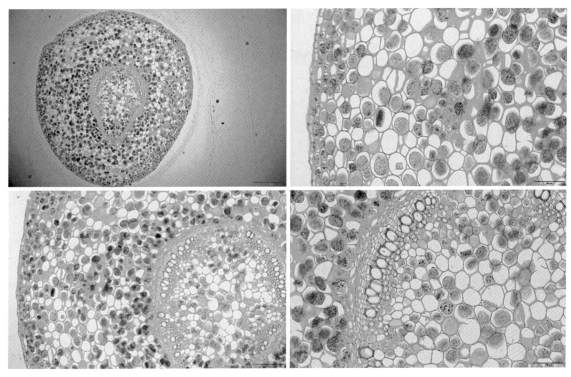

一枝黄花(根)横切面

187. 翼首草 Yì Shǒu Cǎo

本品为忍冬科植物匙叶翼首花 *Bassecoia hookeri* (C. B. Clarke) V. Mayer & Ehrend. 的干燥全草。清热解表,清心凉血,抗炎,保肝。

根　木栓层细胞10列以上,细胞排列紧密,棕褐色,有时木栓层部分细胞群剥离。皮层窄,有时皮层内侧多层细胞木栓化,并排列成环状。韧皮部较宽,细胞四边形、多边形,多切向排列。形成层较明显,环状排列。木质部宽广,导管自中央向周边形成4～5条辐射带,单个或2～7个集合,多径向排列,薄壁组织含草酸钙簇晶。

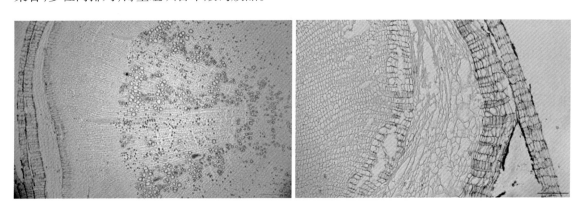

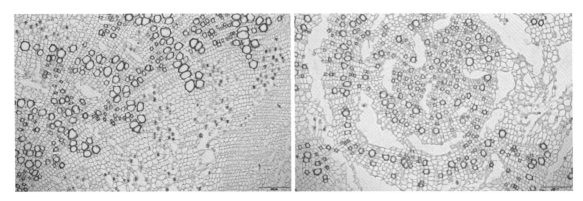

翼首草（根）横切面

188. 银线草 Yín Xiàn Cǎo

  本品为金粟兰科植物银线草 *Chloranthus japonicus* Sieb. 的干燥全草或根及根茎。散寒止咳，活血止痛，散瘀，解毒。

  叶 上、下表皮均为1列细胞。叶肉中栅栏组织和海绵组织分化不明显，等面叶。主脉维管束2个，外韧型，半圆形；韧皮部较窄，木质部发达。主脉下表皮内侧有大量的厚角组织。

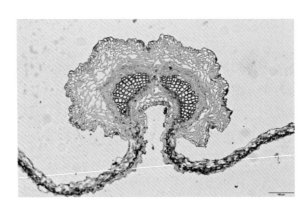

银线草（叶）横切面

  茎 表皮细胞1列，类圆形，外壁角质化增厚。中柱鞘纤维束断续排列成环。维管束外韧型；韧皮部较窄，细胞扁缩；木质部发达，由导管和木薄壁细胞组成，薄壁细胞类方形，壁呈波状。髓部大，有时中空。

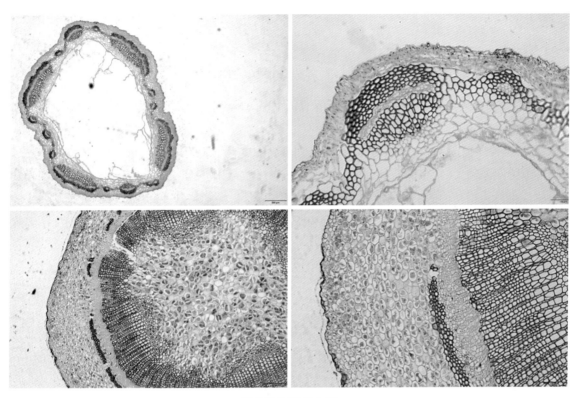

银线草（茎）横切面

根　表皮细胞1列，类圆形，排列较整齐，外壁增厚。皮层宽广；内皮层明显。韧皮部狭窄，木质部居横切面中央，多原型，外侧有数个韧皮部束，木质部由导管、木纤维及木薄壁细胞构成。

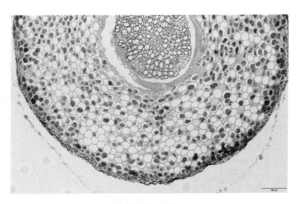

银线草（根）横切面

189. 油桐根 Yóu Tóng Gēn

本品为大戟科植物油桐*Vernicia fordii* (Hemsl.) Airy Shaw的干燥根。下气消积，利水化痰，驱虫。

根　木栓层极厚，由5～10列扁长形、排列规则的木栓细胞组成，外侧木栓层断续状。皮层较窄，细胞间隙较大，众多的石细胞单个或成群分散在皮层中。无限外韧维管束；韧皮纤维较发达；木质部约占横切面的4/5，木质部内侧导管分布不规律，导管数量多、口径大，不规则圆形或椭圆形；木质部外侧导管径向排列，导管排列稀疏，口径较小。韧皮射线明显，由1～3列扁平细胞组成，木射线不明显。

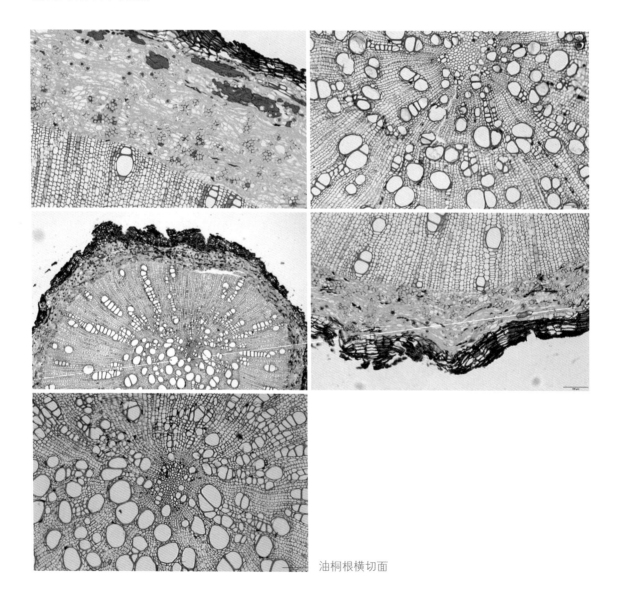

油桐根横切面

190. 油桐子 Yóu Tóng Zǐ

本品为大戟科植物油桐 *Vernicia fordii* (Hemsl.) Airy Shaw 的干燥种子。吐风痰,消肿毒,利二便。

　　种皮　种皮栅状细胞类长方形,壁稍弯曲,3～6列细胞横向排列,细胞红色偏黄。其内为薄壁细胞,细胞排列较疏松。

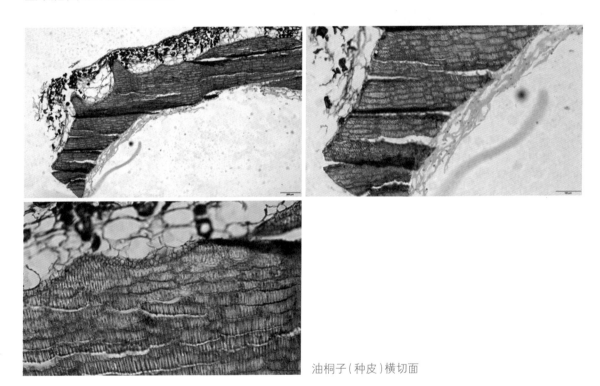

油桐子(种皮)横切面

　　【附注】**果皮**　外果皮常为1列细胞。中果皮占果实的大部分,由基本薄壁组织组成,其内分布大量石细胞,石细胞单个或成群,长圆形、长椭圆形、壁极厚,孔沟明显;其内贯穿维管束,导管、纤维可见。

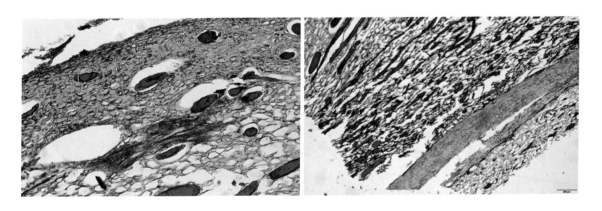

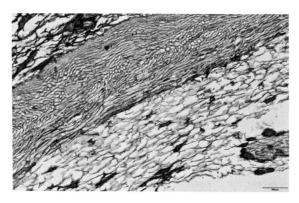

油桐果皮横切面

191. 鱼腥草 Yú Xīng Cǎo

　　本品为三白草科植物蕺菜 *Houttuynia cordata* Thunb. 的新鲜全草或干燥地上部分。清热解毒，消痈排脓，利尿通淋。

　　茎　圆形。表皮细胞1列，类方形，外壁增厚，排列紧密。皮层的薄壁组织中散在类圆形油细胞，薄壁细胞中含淀粉粒。多数无限外韧维管束环状排列。束中形成层不明显。韧皮部扁长形，细胞较小。木质部扁三角形。髓部发达，由大量的薄壁细胞组成，其中有油细胞，有些薄壁细胞内含细小的草酸钙簇晶；髓射线宽。

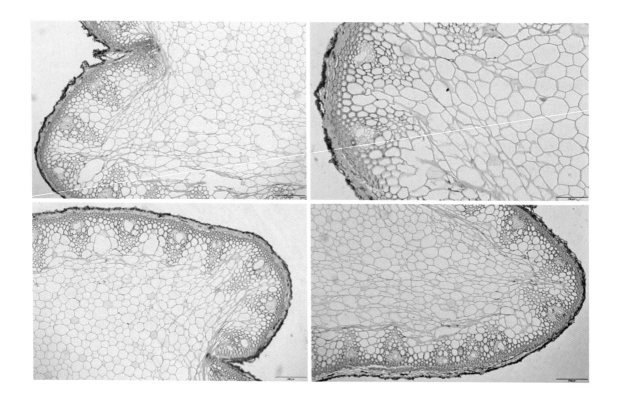

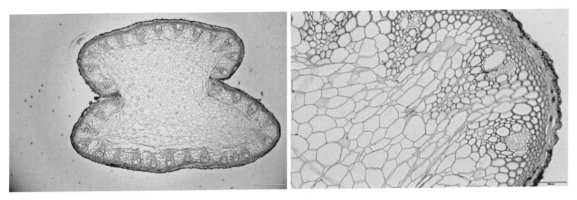

鱼腥草（茎）横切面

192. 玉簪根 Yù Zān Gēn

本品为天门冬科植物玉簪 *Hosta plantaginea*（Lam.）Asch. 的干燥根茎。清热解毒，消肿止痛，下骨鲠。

根茎　表皮为1列细胞，细胞类圆形，排列紧密，表皮外侧可见由单细胞或多细胞组成的非腺毛。皮层宽广，约占整个横切面的2/3，外皮层、中皮层、内皮层界限明显，外皮层为1～3列细胞，排列紧密，细胞较小，形态同表皮细胞；中皮层由大量薄壁细胞组成，细胞较大，排列疏松；内皮层环状，细胞壁不均匀增厚，呈马蹄形；辐射维管束，维管束多原型，导管口径大，多边形。髓部较发达，多由厚壁细胞组成。

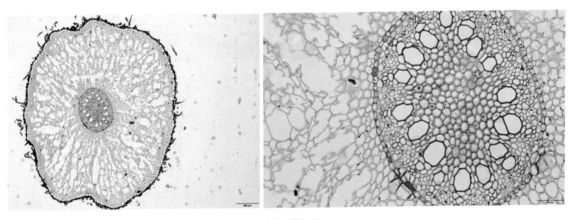

玉簪根横切面

Z

193. 斩龙草 Zhǎn Lóng Cǎo

本品为菊科植物额河千里光*Jacobaea argunensis* (Turcz.) B. Nord.的干燥全草。清热解毒。

茎 表皮由1列类圆形细胞组成,壁稍厚,外被角质层,可见少数多细胞非腺毛。皮层由薄壁细胞和厚角组织组成。厚角组织位于棱脊处;内皮层为1列切向延长的长方形或类长方形的薄壁细胞;中柱鞘纤维多角形、壁厚,对应棱脊处的中柱鞘纤维发达,有的呈半月形,在内皮层与中柱鞘之间有分泌道,内含棕黄色分泌物。韧皮部较宽,连成环带;木质部由导管,木纤维及少数木薄壁细胞组成。木射线4～7列。木质部内方几乎均有环髓纤维。髓部发达。

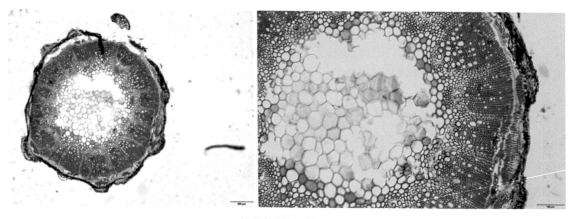

斩龙草(茎)横切面

194. 肿节风 Zhǒng Jié Fēng

本品为金粟兰科植物草珊瑚*Sarcandra glabra* (Thunb.) Nakai的干燥全草。清热凉血,活血消斑,祛风通络。

茎 表皮细胞类长方形或长圆形,外被角质层,外缘呈钝齿状。皮层细胞10余列,外侧为2～3列厚角细胞,内侧薄壁细胞内含棕黄色色素,石细胞单个或成群散在。中柱鞘纤维束呈新月形,断续环列,木化。韧皮部狭窄。形成层不明显。木质部宽广,射线宽2～8列细胞。髓部薄壁细胞较大,有时可见石细胞单个或成群散在。

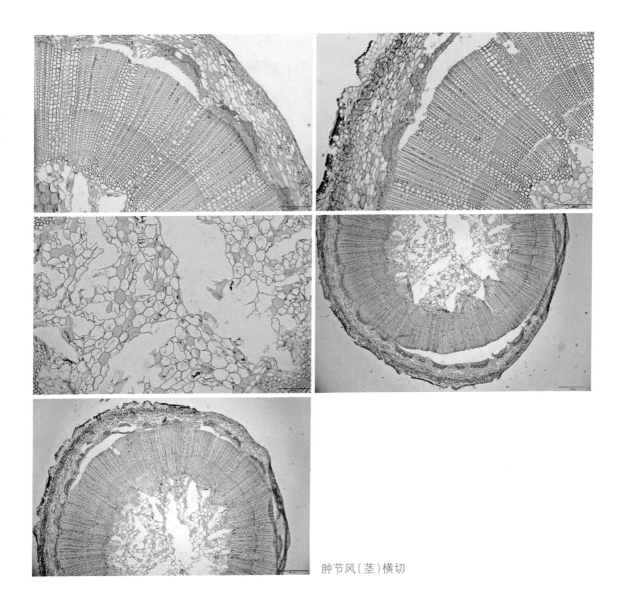

肿节风(茎)横切

195. 朱砂莲 Zhū Shā Lián

　　本品为马兜铃科植物背蛇生 *Aristolochia tuberosa* C. F. Liang et S. M. Hwang 的干燥块根。清热解毒,消肿止痛。

　　块根　木栓层数列,细胞多为切向延长的长方形或卵圆形,壁棕黄色,有时可见石细胞群。栓内层有石细胞带连接成环。有些部位具2个石细胞环带。皮层宽广。韧皮部明显。形成层成环。木质部导管成群或单个,断续排列成放射状,近形成层处导管较多,向内导管显著减少,部分导管周围有木纤维。髓射线宽10～16列细胞。薄壁组织中有分泌细胞及色素块散在。

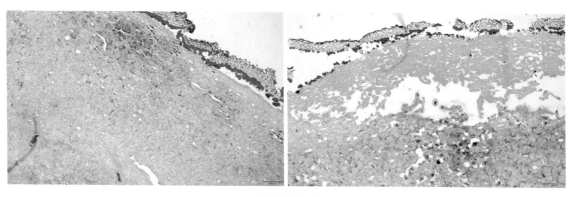

朱砂莲横切面

196. 猪毛菜 Zhū Máo Cài

本品为苋科植物猪毛菜 *Salsola collina* Pall.的干燥全草。平肝潜阳,润肠通便。

茎　最外层为表皮层,凹陷的棱脊处有厚角组织,外被有角质层,偶见单细胞非腺毛。皮层为3~5列细胞,有的细胞中含有大型草酸钙簇晶。韧皮部较窄,形成层明显。木质部中导管圆形,多单列。髓部大,髓薄壁细胞较大、圆形,含有草酸钙簇晶及少量淀粉粒。

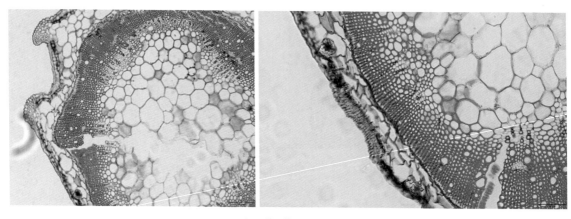

猪毛菜(茎)横切面

197. 猪屎豆 Zhū Shǐ Dòu

本品为豆科植物猪屎豆 *Crotalaria pallida* Ait.的干燥茎叶。清热利湿,解毒散结。

茎　表皮为单列细胞,呈近圆形或矩形的不规则多边形,排列紧密,外被角质层,气孔可见。皮层细胞多列,排列疏松。维管束外韧型,断续成环状,木质部较韧皮部厚,形成层明显,维管束内导管细胞单个或多个聚集,放射状排列。髓部细胞较大。

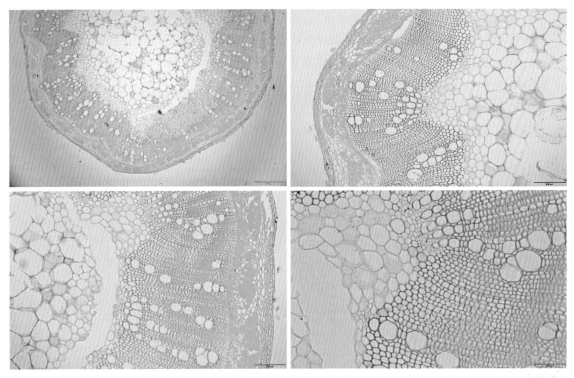

猪屎豆(茎)横切面

198. 竹叶椒 Zhú Yè Jiāo

本品为芸香科植物竹叶花椒*Zanthoxylum armatum* DC.的干燥根、叶、果实及成熟种子。温中理气,祛风除湿,活血止痛。

根 最外为落皮层,呈帽状。皮层较宽,其内分布大量油室。维管束为无限外韧型,韧皮部较窄;木质部宽广,导管发达,类圆形或圆形,口径大,常单个或2~4个相连,多数径向排列。

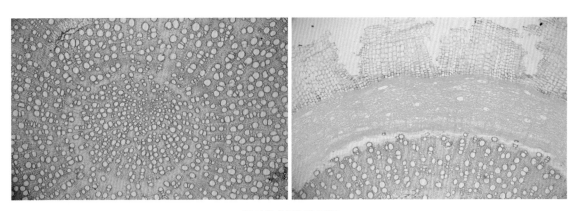

竹叶椒(根)横切面

叶　上、下表皮细胞各1列，均呈类圆形、类方形或长方形，外被厚的角质层，下表皮细胞较小。栅栏组织占叶肉宽度的1/3～2/5，由1列细长柱形的栅状细胞组成。主脉处无栅栏组织通过。主脉处上面略凸起，下面显著突出。主脉维管束周韧型；中柱鞘纤维群多数，断续排列成环状，或因中柱鞘纤维群多集中于下表皮一侧而排成半环状。木质部导管多3～6个呈径向放射状整齐排列。中央为髓部，髓部薄壁细胞壁微木化。叶肉及主脉维管束上下的薄壁组织均分布有草酸钙簇晶。

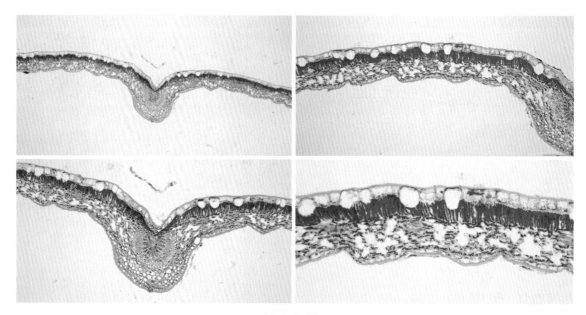

竹叶椒（叶）横切面

199. 紫金龙 Zǐ Jīn Lóng

本品为罂粟科植物紫金龙 *Dactylicapnos scandens*（D. Don）Hutch. 的干燥根。消炎，镇痛，止血，降压。

根　木栓层为3～5列含棕色物的木栓细胞。栓内层、皮层及韧皮部在根中所占的比例在1/3以上。在薄壁组织中有乳汁管分布。形成层明显，呈环状。韧皮纤维未见，射线宽阔，贯穿于韧皮部与木质部之间。木质部导管类圆形。薄壁细胞内含众多淀粉粒。次生木质部导管呈辐射状稀疏排列并为多列射线隔开，木纤维少，稀疏分布于导管之间。

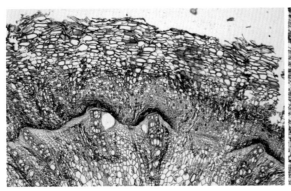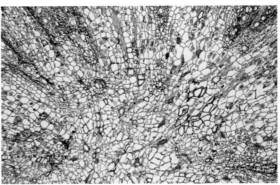

紫金龙横切面

200. 紫茉莉根 Zǐ Mò Lì Gēn

本品为紫茉莉科植物紫茉莉 *Mirabilis jalapa* L. 的干燥根。清热利湿,解毒活血。

根　木栓层细胞达数十列,暗棕褐色,或木栓层多已除去。皮层较窄。异常维管束多轮间断排列成环。维管束外韧型,木质部导管圆多角形。

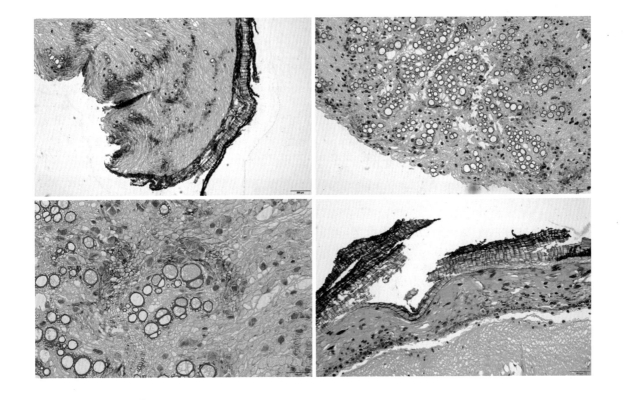

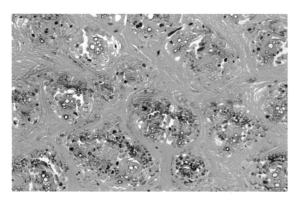

紫茉莉根横切面

201. 紫萁贯众 Zǐ Qí Guàn Zhòng

本品为紫萁科植物紫萁 *Osmunda japonica* Thunb.的干燥根茎及叶柄残基。清热解毒,止血,杀虫。

根茎 外侧为厚壁组织。分体中柱约11个,呈环状排列。维管束周韧型,类圆形或长圆形。

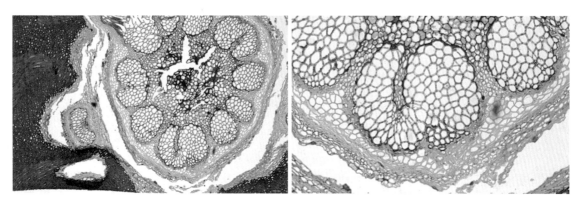

紫萁贯众(根茎)横切面

叶柄基部 最外为表皮。基本组织中有10余列厚壁细胞组成的环带。分体中柱"U"字形,木质部管胞连成半环形,周围为韧皮部,韧皮部内有红棕色分泌细胞散在,"U"字形凹入处有厚壁细胞数列;耳状翅的中央各有一条连续的厚壁细胞带。

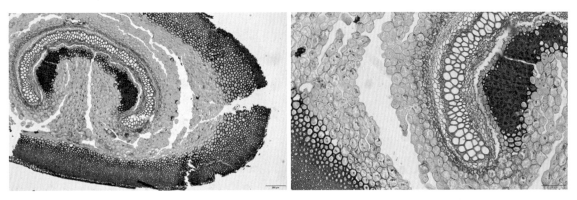

紫萁贯众(叶柄基部)横切面

【附注】根 外侧为厚壁组织。皮层较宽,内皮层明显。维管束周韧型,类三角形。

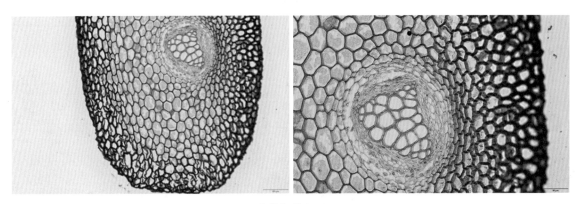

紫萁根横切面

202. 总状绿绒蒿 Zǒng Zhuàng Lǜ Róng Hāo

本品为罂粟科植物总状绿绒蒿 *Meconopsis racemosa* Maxim. 的干燥全草。清热解毒,止痛。

茎 表皮1列细胞,类方形,排列紧密。皮层细胞较大,壁较厚。外韧型维管束大小相间,环状排列;韧皮部较宽,半圆形,韧皮纤维发达;木质部不发达。形成层不明显。射线细胞多列,明显。髓部宽广,由大量薄壁细胞组成,细胞较大。

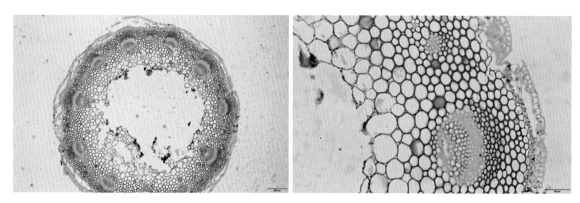

总状绿绒蒿（茎）横切面

叶　上、下表皮细胞均1列，下表皮细胞较小，具气孔；栅栏组织由1列细胞组成，细胞短长方形；海绵组织细胞排列疏松；主脉维管束外韧型，扇形；叶片中央上表皮下方和下表皮上方均具厚角组织。

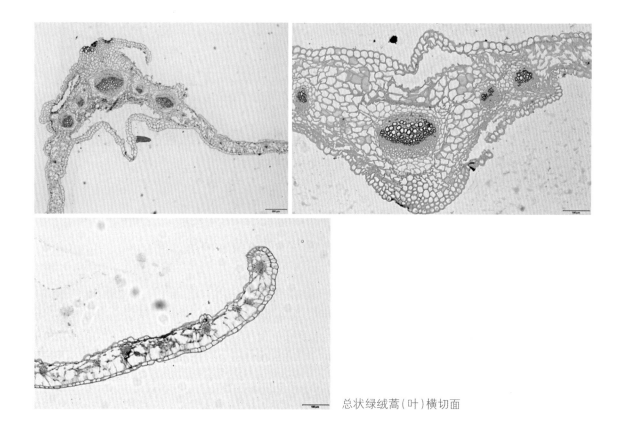

总状绿绒蒿（叶）横切面

203. 祖师麻 Zǔ Shī Má

　　本品为瑞香科植物黄瑞香 *Daphne giradii* Nitsche、唐古特瑞香 *Daphne tangutica* Maxim. 及凹叶瑞香 *Daphne retusa* Hemsl. 的干燥根皮和茎皮。祛风通络，散瘀止痛。

　　根皮　木栓层由近10列长方形或类方形木栓化细胞组成。皮层狭窄。韧皮部宽广；韧皮射线多单列，中部向外常弯曲；薄壁细胞内含油滴及小而众多的淀粉粒；自内向外韧皮纤维由大量纤维束堆积递变为零星纤维散在。

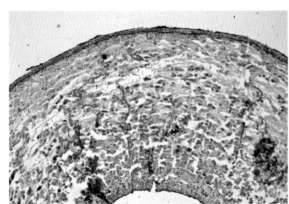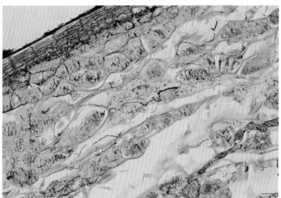

祖师麻（根皮）横切面

204. 醉鱼草 Zuì Yú Cǎo

　　本品为玄参科植物醉鱼草 *Buddleja lindleyana* Fort. 的干燥全草。祛风除湿，止咳化痰，散瘀，杀虫。

　　茎　表皮细胞1列，长椭圆形，外有星状非腺毛、非腺毛和腺毛。皮层窄，石细胞多数个成群或单个散在（老茎更多）。维管束外韧型；韧皮部甚窄，外侧由1～3列（老茎列数更多）扁圆形纤维构成断续环带；形成层不明显；木质部宽，导管较少，多单个散在，径向排列；木纤维多呈多角形，壁较厚；木射线由1～2(3)列细胞组成。髓部大，薄壁细胞呈多边形或类圆形。

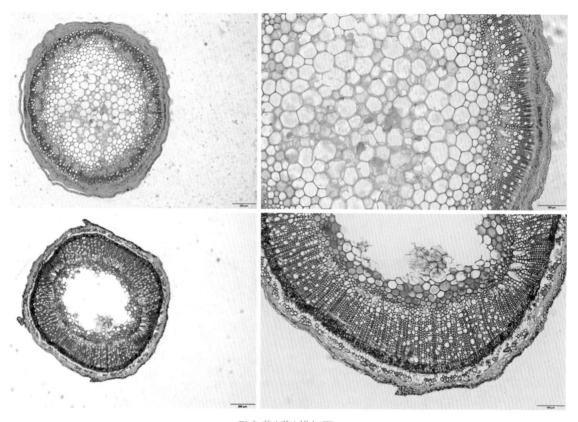

醉鱼草（茎）横切面

叶　上、下表皮细胞均1列，下表皮密生单细胞或多细胞非腺毛；栅栏组织由2列长方形的薄壁细胞组成，约占整个叶肉组织的2/3；海绵组织约占叶肉组织的1/3，细胞排列疏松；主脉维管束外韧型，略呈"U"型。主脉维管束下部具发达的厚角组织。

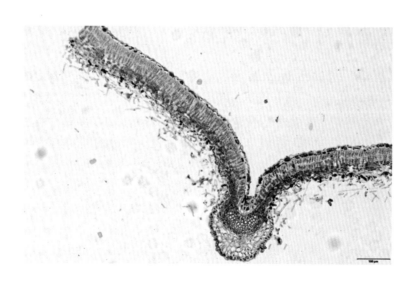

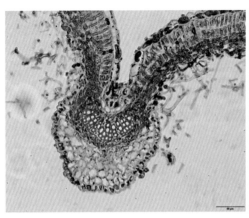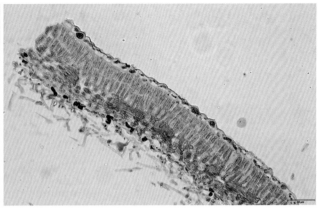

醉鱼草(叶)横切面

种子 外果皮为1列扁平细胞,外被角质层。中果皮较厚,纵棱突出,棱角处有厚壁组织,内果皮为1列细胞。种皮为1列红棕色细胞。胚乳细胞多边形,环状排列,内、外环细胞较小,中部细胞较大。

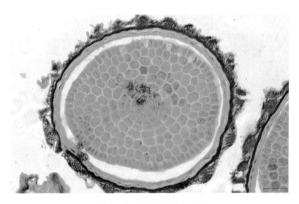

醉鱼草(种子)横切面